J. P. Schadé

Die Funktion des Nervensystems

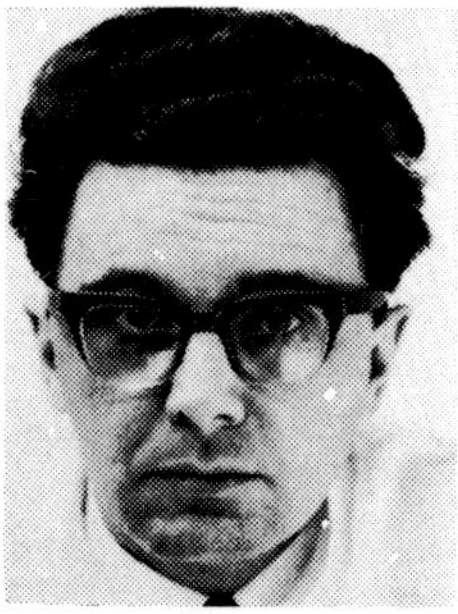

Der Autor, J. P. SCHADÉ, promovierte 1957 an der Universität Amsterdam zum Dr. med. mit einer Dissertation über Funktionen des Großhirns. Seither ist er als Wissenschaftler und Hochschullehrer in Amsterdam, Neapel und in den USA tätig. Außer einer Reihe von Zeitschriftenartikeln und Monographien hat er drei Lehrbücher (in englischer Sprache) geschrieben: *Basic Neurology*, *The peripheral Nervous System*, und *Atlas of the Human Brain*. 1959 erhielt er den BENNETT-Preis für « outstanding research in basic neurology». Er hat sich große Verdienste durch die Entwicklung neuer Unterrichtsmethoden auf dem Gebiet der neurologischen Wissenschaften erworben. Aus der Arbeit an einer Serie von Filmen über das Nervensystem ist auch das vorliegende Taschenbuch mit seinen zahlreichen Abbildungen hervorgegangen. Der Autor ist Vorsitzender des « Education Fund of Neurological Sciences» der UNESCO, der sich besonders um die Ausarbeitung von Unterrichtsprogrammen für die Enwicklungsländer bemüht.

Die Funktion des Nervensystems

Von

DR. J. P. SCHADÉ

3. erweiterte Auflage

Mit 96 teilweise farbigen Abbildungen

GUSTAV FISCHER VERLAG · STUTTGART
1973

Titel der Originalausgabe «De Functie van het Zenuwstelsel»
erschienen 1967 Het Spectrum N.V., Utrecht/Antwerpen

Deutsche Übersetzung von Dr. med. Ingeborg Trincker, Kiel, unter Mitarbeit und wissenschaftlicher Beratung von Professor Dr. med. Dietrich Trincker, Leiter der Abteilung für Neurophysiologie und Biokybernetik, Physiologisches Institut der Universität Kiel

ISBN 3-437-10 305-9

Inhaltsverzeichnis

Vorwort zur deutschen Ausgabe

Je rascher die Forschung auf einem Wissenschaftsgebiet fortschreitet, desto schwerer wird es für alle, die nicht Spezialisten dieser Richtung sind, sich fortwährend neu zu informieren. Bei der Fülle neuer Ergebnisse auf neurophysiologisch-biochemischem Gebiet befindet sich der Kliniker und der in freier Praxis tätige Mediziner in einer besonders schwierigen Lage. Angesichts der von Jahr zu Jahr zunehmenden Diskrepanz zwischen seinem Bedürfnis nach Information und der offenbaren Unmöglichkeit, die anschwellende Flut der Publikationen zu bewältigen, könnte Resignation die Folge sein. Das Gefühl, nicht genug über die physiologischen und pharmakodynamischen Grundlagen zu wissen, könnte gerade den kritisch eingestellten, gewissenhaften Arzt z.B. zum Verzicht auf die ambulante Anwendung der Neuro-Psychopharmaka bewegen. Wissenschaftliche Fortschritte sollten aber unbedingt *jedem* Kranken zugutekommen. Das Taschenbuch des Amsterdamer Neurologen Professor Dr. J. P. SCHADÉ kann hier, wie wir glauben, eine bedeutende Hilfe sein. Der Autor ist durch sein ganz hervorragendes didaktisches Talent weit über die Niederlande hinaus bekannt geworden.

Die erste Bekanntschaft mit den zahlreichen farbigen Bildern dieses Taschenbuchs machte ich durch den Unterrichtsfilm zum gleichen Thema, den der Autor mit Unterstützung der UNESCO hergestellt hat. Gegenüber dem für einen ersten Überblick an sich ausgezeichneten Film bietet das Taschenbuch natürlich den Vorteil, daß der Leser das Tempo der Informationsaufnahme selbst bestimmen und interessierende Teilstücke nach Bedarf herausgreifen kann. Eine Übersicht, die ein derartig komprimiertes Informationsmaterial bietet, wäre freilich ohne gewisse Schematisierungen gar nicht möglich, darüber muß sich der Leser im klaren sein. Wir meinen, der einsichtige Leser hält das für eine selbstverständliche Voraussetzung, ohne die es keine solche Kurzinformation über wissenschaftliche Probleme geben kann. Das wirklich Bestechende an der Darstellungsweise des Autors liegt gerade darin, daß er ausschließlich die für ein weiterführendes Verständnis der funktionellen Zusammenhänge bedeutsamen Resultate herausgreift, so daß es ihm gelingt, bis in die Grenzbereiche der aktuellen Forschung einzuführen.

D. TRINCKER

Vorwort des Verfassers

In diesem Taschenbuch, das als Einführung in die Wissenschaft von den Funktionen des Nervensystems dienen soll, wird vor allem auf die Darstellung der Elektrophysiologie der Nervenzellen Wert gelegt.

Als ein besonders fesselndes Problem der modernen Neurobiologie erscheint die Rolle der Nervenzellen bei der Informationsübertragung im peripheren und zentralen Nervensystem. Mit den heute zur Verfügung stehenden technischen Hilfsmitteln, dem Elektronenmikroskop und der elektronischen Rechenmaschine, können selbst Vorgänge, die sich auf molekularem Niveau abspielen, bis in kleinste Details analysiert werden. Sicher nicht zu Unrecht beginnen wir von einer neuen Wissenschaft zu sprechen: der molekularen Neurobiologie.

Bei der Stoffauswahl für dieses Buch wurde durchaus nicht angestrebt, zu einer vollständigen Zusammenfassung zu gelangen. Selbst bei einem tausendmal größeren Umfang des Buches wäre Vollständigkeit auf diesem Gebiet noch nicht zu erreichen. Es wurde vielmehr versucht, eine Einführung in die moderne Neurophysiologie zu geben. Als hierfür notwendige Grundlagen wurden morphologische Struktur und Biochemie des Nervensystems mitberücksichtigt. Für eine eingehendere Beschäftigung mit dem Stoffgebiet wird der interessierte Leser auf die Bibliographie (S. 147–149) verwiesen.

Herrn C. J. van der Grond sei besonders gedankt für die Herstellung der Zeichnungen zu den ersten drei Kapiteln.

J. P. Schadé

Die 10–15 Milliarden Nervenzellen im menschlichen Gehirn und Rückenmark bilden ein außerordentlich komplexes System, anatomisch als die weiße und graue Substanz beschrieben, geschützt gelegen im Inneren der Schädelhöhle und des Wirbelkanals.

Das Elektronenmikroskop hat uns eine völlig neue Welt im Inneren der einzelnen Nervenzellen erschlossen. Die mit seiner Hilfe gewonnenen Untersuchungsergebnisse sind von großem Wert für ein besseres Verständnis der Physiologie und Biochemie des Nervensystems. Jede einzelne Nervenzelle ist eine strukturelle und funktionelle Einheit (Neuron). Die ultramikroskopische Forschung hat den Schleier über der Feinstruktur der Nervenzelle gelichtet, ein sehr komplexes System von Membranen und Kanälen ist sichtbar geworden. Dieses stellt das morphologische Substrat dar für eine große Zahl komplizierter Zellfunktionen: für die Synthese der Eiweißkörper der Zelle, für die Bildung der Neurotransmitter-Substanzen, für die Bereitstellung der Fermente und ihre selektiven Funktionsmechanismen usw.

Dieses erste Kapitel soll eine Einführung in den Bauplan und die Feinstruktur des Neurons geben. Besonders betont werden dabei die Resultate, die durch den Einsatz des Elektronenmikroskops gewonnen wurden, also den ultramikroskopischen Feinbau der Nervenzelle betreffen.

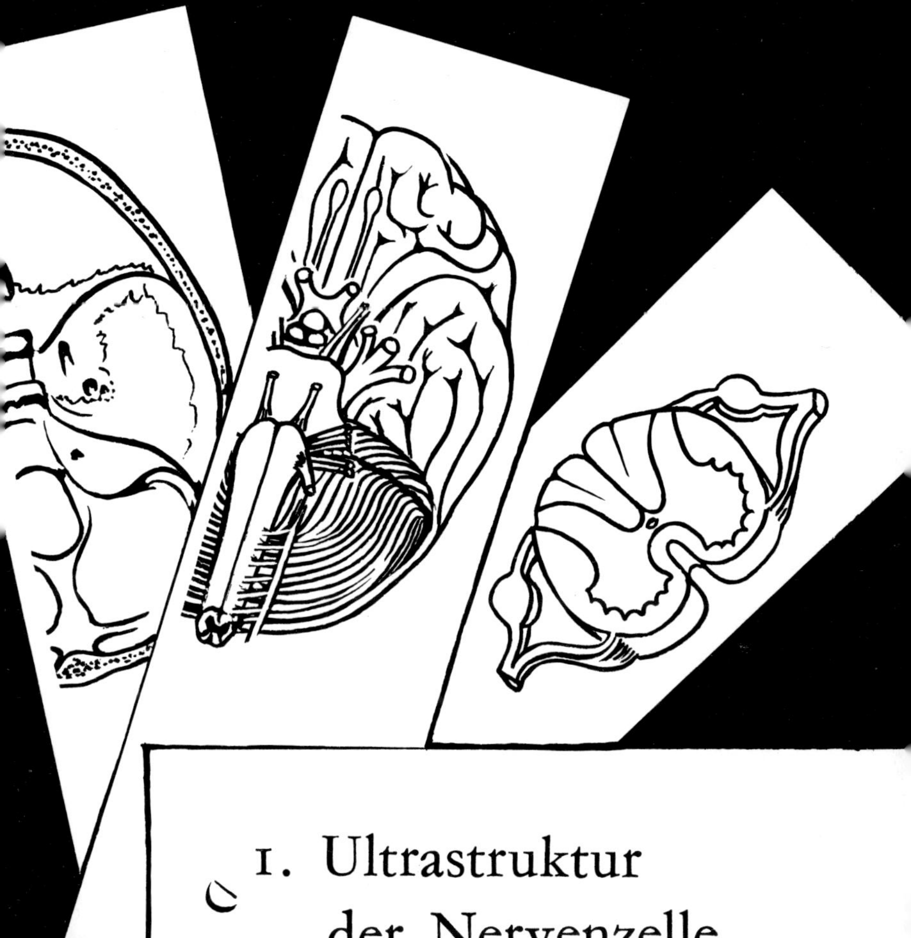

1. Ultrastruktur der Nervenzelle

Moderne Untersuchungsmethoden (Ultramethoden)

Sowohl hinsichtlich der Grundlagenforschung wie auch der klinischen Untersuchungsmethodik auf dem Gebiet des Nervensystems ist in den letzten zwei Jahrzehnten ein sehr rascher Fortschritt erzielt worden. In der klinischen Diagnostik, die man früher im allgemeinen ohne Apparate durchführte, werden immer mehr die Möglichkeiten der modernen Technik genutzt. So sind seit dem zweiten Weltkrieg zahlreiche technische Methoden für Diagnostik und Therapie eingeführt worden, wie zum Beispiel die Elektromyographie (die elektrische Untersuchung der Muskeln), die stereotaktischen Eingriffe, wie die kryochirurgische Behandlung der Parkinsonschen Krankheit, und die Anwendung radioaktiver Isotopen. Die Einführung dieser Methoden hat eine Akzentverschiebung zur mechanischen und technischen Seite bewirkt, sowohl in der Diagnostik wie auch in der Behandlung von Krankheiten des Nervensystems, ohne aber den Wert der traditionellen klinischen Diagnostik zu verringern. Auch von ganz anderer Seite sind sehr bedeutende Resultate erzielt worden, sowohl von der Neurochemie, wie auch von der Neuropharmakologie, die jetzt allmählich ihre Kinderschuhe ablegen.

Bei der Grundlagenforschung auf dem Gebiet des Nervensystems kann man eher von einer Änderung der Dimensionen als von einer Akzentverschiebung sprechen. Die verschiedenen Disziplinen, wie die Neurophysiologie, Neurokybernetik, Neuroanatomie, Neuroendokrinologie usw., die, unter dem Oberbegriff 'Neurobiologie' zusammengefaßt, die wissenschaftliche Basis der Neurologie bilden, machen in größtem Ausmaß von der Verwendung elektronischer Meßgeräte Gebrauch. War noch vor einem Jahrzehnt nur von einer Makro- und einer Mikro-Neurobiologie die Rede, so ermöglichen uns heute das Elektronenmikroskop, die Ultrazentrifuge und die elektronische Rechenmaschine – um nur einige Beispiele zu nennen –, bis in den molekularen Bereich vorzudringen, in dem sich die Lebensprozesse abspielen. Wir können also mit Recht von einer neuen Wissenschaft sprechen, der molekularen Neurobiologie.

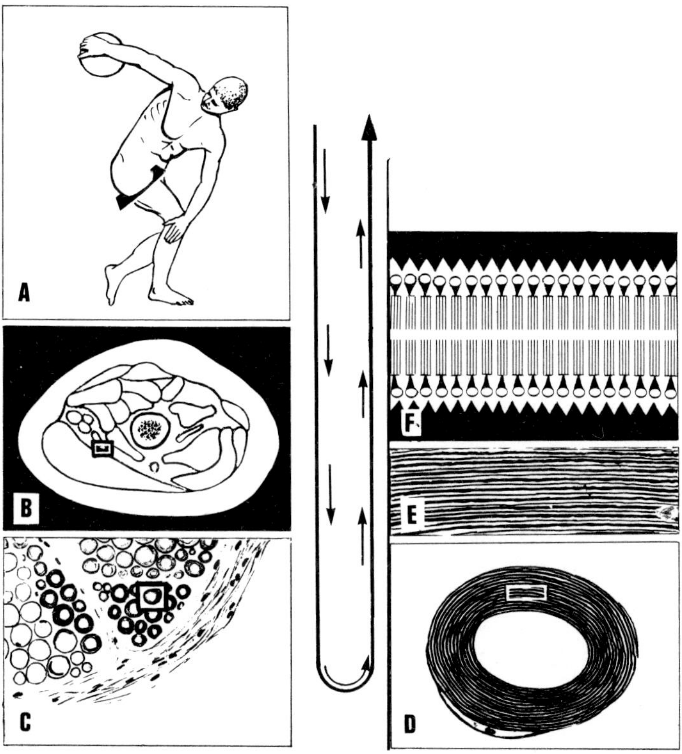

Abb. 1. Vom makroskopischen Bau zur molekularen Ultrastruktur eines peripheren Nerven (A→F). B, Querschnitt durch den Oberschenkel; C, Lichtmikroskopischer Bau des (ganzen) Nerven; D, E, Submikroskopische Struktur der Einzelfaser (vgl. die elektronenmikroskopischen Bilder der Abb. 7); F, Molekulare Ultrastruktur (vgl. Abb. 8). Die Vergrößerung geht von 10 fach bis 1000.000 fach.

Das Neuron (Struktur)

Die strukturelle und funktionelle Einheit des Nervensystems ist das Neuron, die Nervenzelle. Die Zellen anderer Organe, wie z.B. die der Nieren und die der Leber, haben eine verhältnismäßig einfache Form im Vergleich mit der Nervenzelle. Der am meisten auffällige Unterschied anderen Zellen gegenüber besteht in der großen Zahl von Ausläufern oder Fortsätzen von verschiedener Länge, welche die Nervenzelle besitzt.

Wenn wir von der *Innervation* eines Muskels durch einen Nerven sprechen, so bezeichnen wir damit die Tatsache, daß diese Nervenfasern in der Weise mit dem Muskelgewebe verbunden sind, daß sie Erregungen zu dem Muskel leiten und auf ihn übertragen, was eine Zusammenziehung dieses Muskels auslöst.

Wir sprechen auch von der Innervation einer Drüse. In diesem Falle regen die Nervenfasern die Drüse zur Bildung beziehungsweise zur Ausscheidung ihres Produktes an. Bei der Innervation der Haut verläuft die Leitung in umgekehrter Richtung. Die Nervenfasern leiten die Erregungen von der Haut zum Gehirn oder zum Rückenmark.

Die Nervenzellen oder *Neurone* sind ihrer Form, wie auch ihrer Funktion nach sehr stark spezialisierte Zellen. Sie besitzen die besondere Fähigkeit, Erregungen zu leiten. Erregungen sind gewisse Zustandsänderungen im Neuron, die für den Organismus die Bedeutung von Nachrichten haben. Die Nervenzelle ist hierfür mit zwei Arten von Ausläufern versehen, mit den *Dendriten*, kleinen, meistens stark verästelten Fortsätzen, welche die Erregungen empfangen, und dem *Neuriten* (oder *Axon*), dessen Funktion in der Übermittlung der Erregungen besteht. Diese erfolgt entweder zu anderen Nervenzellen hin oder zu einem Erfolgsorgan, z.B. zu einem Muskel oder einer Drüse.

Das klassische Bild der Nervenzelle, die lediglich als eine mit Ausläufern versehene Zellstruktur mit einem Kern und Cytoplasma betrachtet wurde, ist durch die modernen Untersuchungsmethoden der Ultratechnik gründlich über den Haufen geworfen worden. Tatsächlich ist jedes Neuron ein Mikrokosmos, eine kleine Welt für sich, mit Zehntausenden von Organellen.

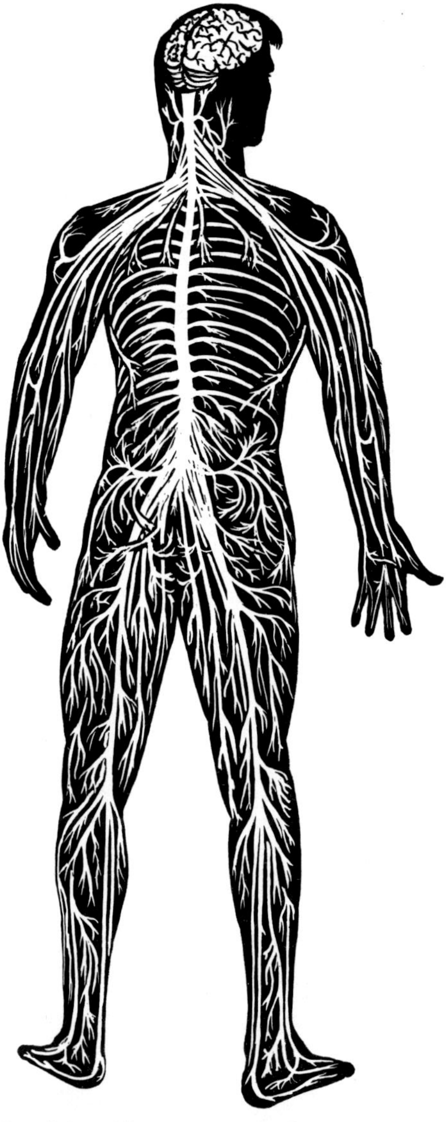

Abb. 2. Das zentrale und periphere Nervensystem und seine Anordnung und Lokalisation im Körper.

Nukleinsäuren im Neuron

Das Nervensystem ist aus vielen Milliarden von Nervenzellen aufgebaut, von denen keine zwei einander gleich sind. Wie bei jeder tierischen Zelle, können wir bei oberflächlicher Betrachtung eine Zellwand und einen Zellinhalt unterscheiden; letzterer enthält einen Zellkern und die sogenannten *Nisslschen Körperchen* (Schollen). Dieser Zellkern ist der Träger der Erbanlagen; er spielt, so lange die Zelle lebt, eine unentbehrliche und führende Rolle. Ohne ihn kann die Zelle ihre Funktionen nicht aufrechterhalten und fortsetzen. Der Kern enthält Nukleinsäuren in hoher Konzentration, es sind dies die nach erstaunlich strengen Ordnungsprinzipien aufgebauten Riesenmoleküle der *Desoxyribonukleinsäuren* (abgekürzt: DNS). In ihnen ist die gesamte Information für den Aufbau der für das Individuum spezifischen Eiweißkörper festgelegt; sie bilden einen wesentlichen Bestandteil der Chromosomen.

Auch der Zellinhalt außerhalb des Kerns, das *Cytoplasma*, enthält in hoher Konzentration nahe verwandte Nukleinsäuren, die *Ribonukleinsäuren* (RNS). Große Agglomerate von RNS-Molekülen wurden schon vor längerer Zeit sichtbar gemacht und nach ihrem Entdecker 'Nisslsche Körperchen' oder 'Schollen' genannt. Die DNS und die RNS steuern zusammen die Funktionen der Zelle und sind zugleich für die Produktion (Synthese) der Eiweißkörper verantwortlich; dadurch kann die Zelle bis ins hohe Lebensalter ihre strukturelle Konstanz behaupten. Mit Recht werden deshalb diese Stoffe die 'Lebensmoleküle' genannt; es ist daher auch nicht verwunderlich, daß sie in besonders hoher Konzentration in den Nervenzellen vorhanden sind.

Von den vielen anderen Organellen im Cytoplasma müssen hier noch das *endoplasmatische Retikulum* und die *Mitochondrien* (vgl. Seite 16), der *Golgi-Apparat* und viele kleine Strukturen, wie z.B. Pigment und Fettkörner, genannt werden. Der Golgi-Apparat dient u.a. als Speicher von Material für die Zellmembranen. Diese müssen dauernd ersetzt und erneuert werden, und die dazu erforderlichen Bausteine werden im Golgi-Apparat gebildet.

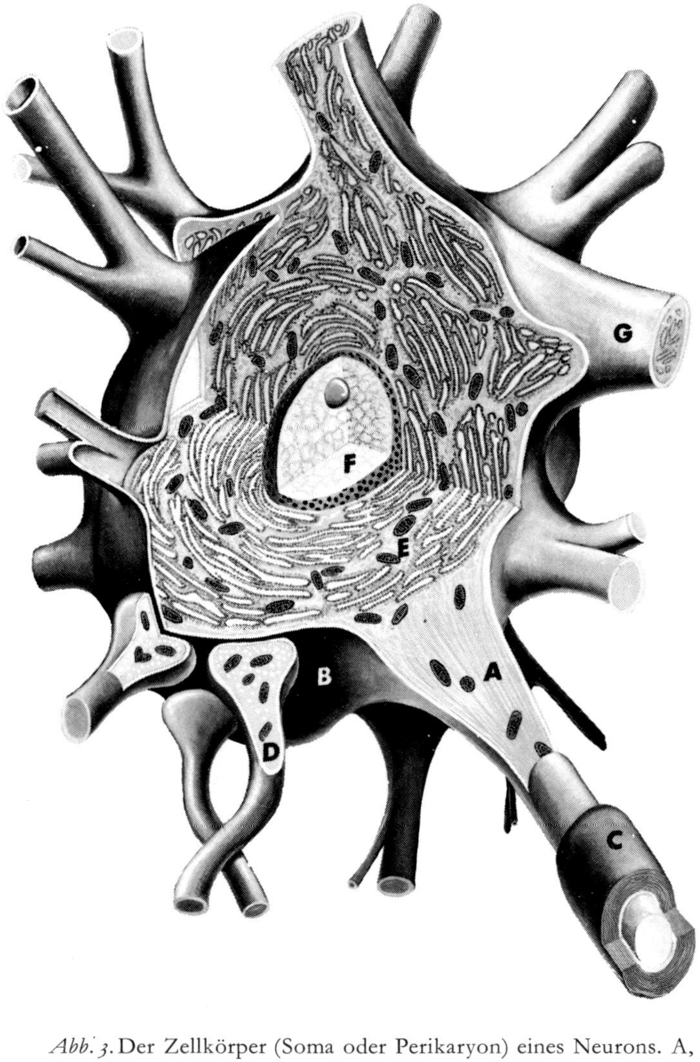

Abb. 3. Der Zellkörper (Soma oder Perikaryon) eines Neurons. A, Axon (Neurit); B, Membran des Zellkörpers; C, Myelinscheide; D, Präsynaptische Nervenendigung; E, Cytoplasma mit Mitochondrien und dem endoplasmatischen Reticulum; F, Zellkern mit Nucleolus; G, Teil eines Dendriten.

Endoplasmatisches Retikulum und Mitochondrien

Zwei für das Innere der Nervenzelle typische Ultrastrukturen sollen noch besonders eingehend betrachtet werden, das *endoplasmatische Retikulum* und die *Mitochondrien.*

Das endoplasmatische Retikulum besteht aus einem Labyrinth von konzentrisch angeordneten Hohlräumen. Dieses System von Spalträumen wird von Membranen begrenzt, an deren Außenseite sich Körner befinden. Die nach innen gekehrten Seiten sind dagegen glatt. Jedes dieser Körner ist aus Ribonukleinsäuren und Eiweißstoffen zusammengesetzt. Durch Ultrazentrifugieren zerfällt das endoplasmatische Retikulum in kleinere Teilchen, die sogenannten *Mikrosomen.* In diesen Mikrosomen werden u.a die Eiweißstoffe gebildet, die nicht nur für den konstanten strukturellen Bestand der Nervenzellen wichtig sind, sondern auch für die Übermittlung der Information. Die Mitochondrien haben ebenfalls ein sehr spezifisches Aussehen. Es sind langgezogene Organellen, ein halbes Mikron bis einige Mikra lang (1 Mikron = $1/_{1000}$ mm), die von einer Doppelmembran umgeben sind. Von dieser Außenmembran her wird das Innere von einem komplizierten System aus Doppelmembranen erfüllt, die man *Cristae* nennt. In einer großen Nervenzelle befinden sich 5000 bis 10000 dieser Mitochondrien. Jede von diesen Kleinstrukturen läßt sich mit einem Kraftwerk vergleichen, denn ihre wichtigste Aufgabe ist die Energielieferung für die Funktionen der Zelle. In den Mitochondrien finden die Reaktionen des Zitronensäurezyklus oder '*Krebs-Zyklus*' statt. Durch ihn werden große Mengen chemischer Energie, die in den Glukosemolekülen enthalten sind, in Freiheit gesetzt. Die Verteilung der Mitochondrien innerhalb der Nervenzelle ist denn auch so, daß sie die Energie genau dort abliefern können, wo sie am meisten gebraucht wird, wie zum Beispiel an den Synapsen. Untersuchungen über das endoplasmatische Retikulum und die Mitochondrien bei pathologischen Zuständen lieferten für eine neue Interpretation der Krankheitsbilder bis jetzt nur wenige Anknüpfungspunkte. Dagegen sind Veränderungen an der Zellwand und besonders beim myelinisierten Axon durchaus bekannt.

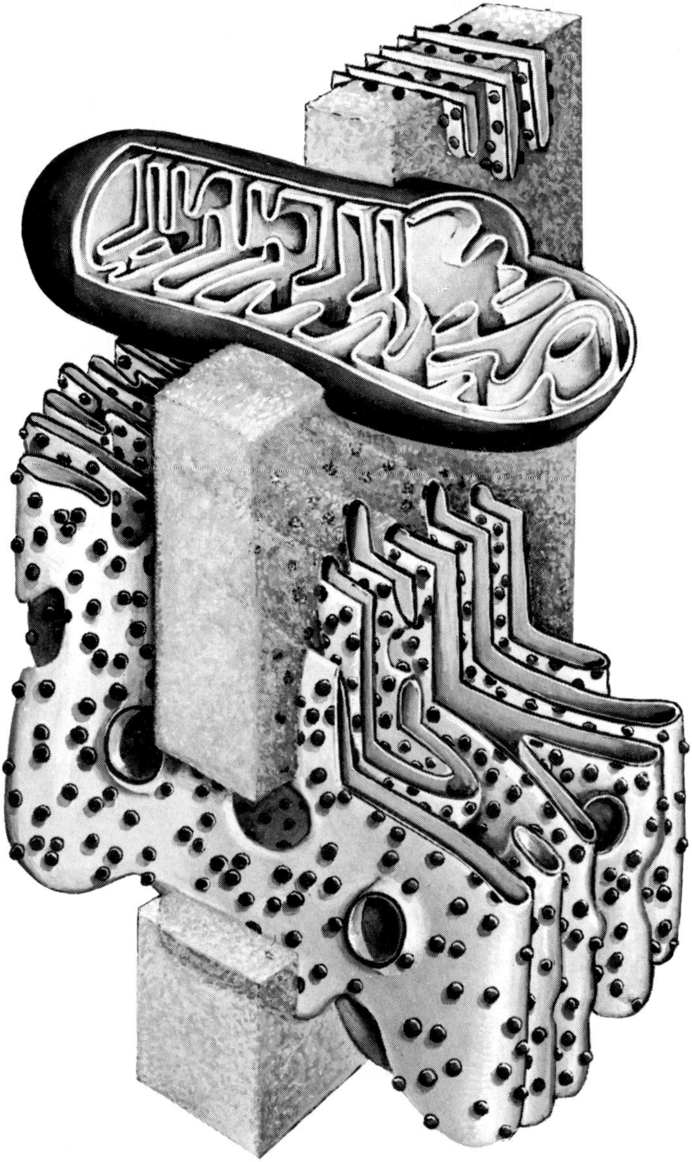

Abb. 4. Teilstück aus dem Cytoplasma mit einem Mitochondrium (oben) und dem endoplasmatischen Reticulum (darunter).

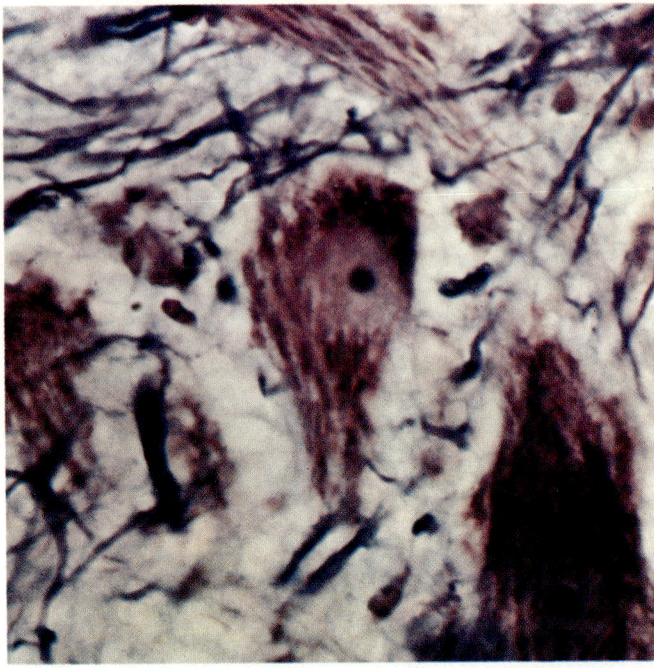

Abb. 5. Einige Nervenzellen, bei denen Kern und Kernkörperchen durch Anfärbung dargestellt sind. Mit dieser Färbemethode ist es nicht möglich, die Anordnung und Verzweigung der Nervenfasern sichtbar zu machen. Die Methode beruht auf der Darstellung der Nukleinsäuren im Nervenzellkörper, sie wird für Übersichtsdarstellungen von Teilen des Nervensystems als Routine-Verfahren der Untersuchung verwendet.

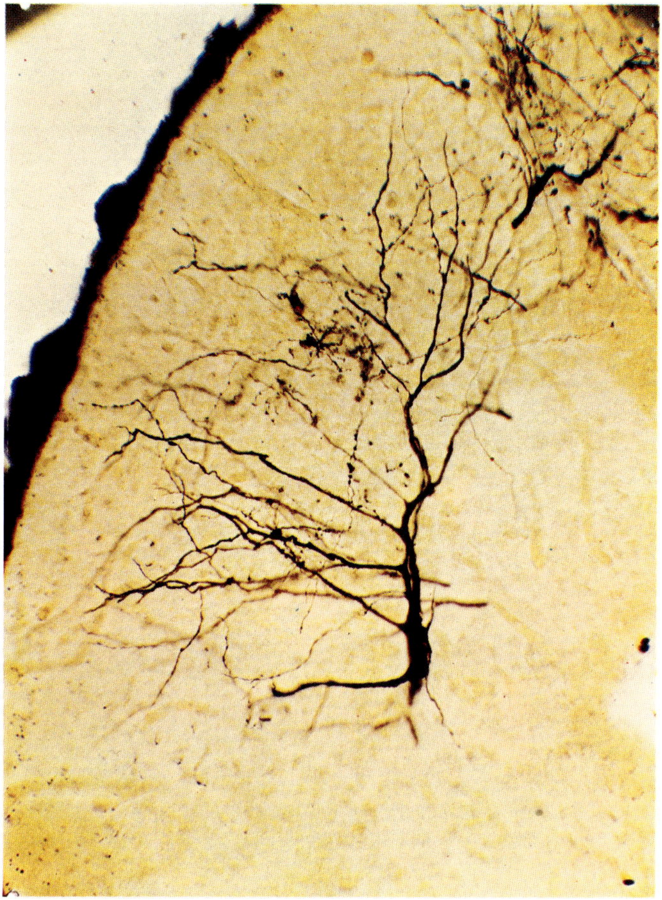

Abb. 6. Darstellung einiger Nervenzellen nach der Golgi-Cox-Methode. Mit diesem Verfahren können auch alle Zellfortsätze und Faserverzweigungen, die von einer Zelle ausgehen, sichtbar gemacht werden.

Die Organisationsform der Neuronmembran

Die spezifischen Funktionen des Neurons spielen sich im Bereich seiner Wand, der Membran, ab. Elektronenmikroskopische Untersuchungen mit sehr starken Vergrößerungen haben gezeigt, daß jede tierische Zelle von einer Membran von nahezu identischer Struktur umgeben ist. In der angloamerikanischen Literatur spricht man von der 'unit-membrane-structure'. Im Querschnitt einer solchen Membran lassen sich durch das Elektronenmikroskop regelmäßig angeordnete Lagen von drei Schichten unterscheiden: je zwei dunkle Schichten von etwa 20 Å Dicke und zwischen ihnen eine helle Schicht von etwa 35 Å. Die ganze Membran-Einheit hat also eine Schichtdicke von 75 Å.

Die Dendriten wie auch das Axon mit seiner Myelinscheide zeigen gleichermaßen diese Membranstruktur mit dem typischen 'Sandwich'-artigen Drei-Schichten-Aufbau der Membran-Einheiten.

Der Aufbau der *Myelinscheide*, dieser Schichten aus Lipoiden, fettähnlichen Stoffen, die, nur von den 'Ranvierschen Schnürringen' unterbrochen, das Axon isolierend umhüllen, läßt sich am besten an Hand der oben erwähnten Beobachtungen des Membranaufbaus verstehen. Die peripheren Nervenfasern sind von einer zweiten Scheide, dem *Neurilemm* (auch *Schwannsche Scheide* genannt), umhüllt. Die Zellen, aus denen sich diese Schwannsche Scheide zusammensetzt, sind für die Bildung der Myelinscheide verantwortlich. Schematisierend können wir sagen, daß die Myelinscheide aus spiralig eingerollten Schichten doppelter Schwannzellmembranen besteht. Der Mechanismus der Myelinbildung im Zentralnervensystem, wo die Schwannzellen fehlen, wird von bestimmten Gliazellen, der *Oligodendroglia*, übernommen. Ein myelinisiertes Axon kann einige bis viele Dutzende von Myelinlamellen besitzen. Jede dieser Lamellen setzt sich aus zwei bimolekularen Lipoidschichten zusammen, die je etwa 35 Å stark sind und sich, dem Drei-Schichten-Aufbau entsprechend, zwischen 20–30 Å starken Eiweißschichten befinden. So wiederholt sich der Gesamtaufbau aus vielen derartigen parallelen Schichten, von denen jede einzelne Drei-Schichten-Einheit ungefähr 150 bis 160 Å Schichtdicke besitzt.

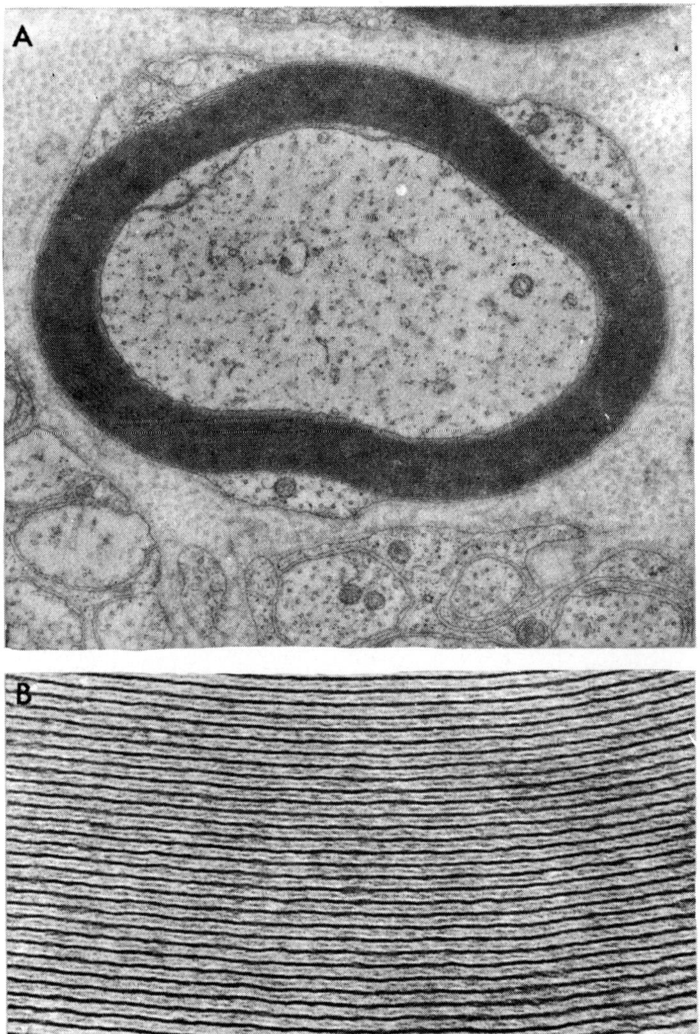

Abb. 7. Querschnitte durch ein Axon mit Myelinscheide, A, der Gesamtquerschnitt (29.000 fache Vergrößerung); B, Ausschnitt von der Myelinscheide (195.000 fache Vergrößerung). Elektronenmikroskopische Originale.

Die molekulare Membranstruktur

Es sind einige neurologische Krankheitsbilder bekannt, bei denen sich zwar die chemische Zusammensetzung der Myelinlamellen nicht ändert, aber dennoch die regelmäßige Ordnung im Lamellen-Aufbau gestört ist.

Auch über die chemische Zusammensetzung des Myelins hat man in den letzten Jahren mehr Klarheit gewonnen. Das Myelin setzt sich aus Fetten, Eiweißstoffen, Polysacchariden, Salzen und Wasser zusammen. Die Fettmoleküle sind im allgemeinen langgestreckte Strukturen von 26 bis 28Å Länge. Ihr 'Kopf besteht aus einem Phosphatmolekül und am 'Schwanzende' befindet sich eine Hydroxylgruppe. Jede Membraneinheit besteht aus zwei Reihen von Fettmolekülen, die gleichsam Schwanz an Schwanz liegen. Der zentrale Teil, an dem sich also nicht-polare OH-Gruppen befinden, ist als hydrophob (wasserabstoßend) zu betrachten, der periphere Teil ist hydrophil (wasserlöslich) und besteht aus polaren Phosphatgruppen. Die Schichtdicke der Lipidschichten ist groß genug, daß wir uns leicht vorstellen können, daß die spezifischen Moleküle des Myelins, die Sphingomyelin-, Cerebrosid- und Cholesterinmoleküle, der Länge nach parallel zueinander und quer zur Schicht im ganzen angeordnet sind. Wie im Detail in Abbildung 8 dargestellt ist, stehen die Moleküle in besonderen Bindungs- und Positions-Verhältnissen zueinander.

Nachstehende Faktoren bestimmen die Stabilität der Membran:

a. elektrostatische wechselseitige Wirkungen zwischen polaren Gruppen der Fette und den angrenzenden Eiweißmolekülen;
b. die *Van der Waals*-Kräfte zwischen den Paaren von CH_2-Gruppen.

Was verstehen wir nun unter den geheimnisvollen *Van der Waals*-Kräften und warum ist ihre Bedeutung für die Molekularbiologie so groß? Wir können sie als Anziehungskräfte definieren, die durch das Zusammenspiel komplexer (elektrisch geladener) polarisierbarer Systeme entstehen. Nach der Meinung der Physiker ist ihr Auftreten der einzig mögliche Mechanismus zur Erklärung spezifischer intermolekularer Kräfte mit Eigenschaften, wie sie nur bei organischen Stoffen und in der lebendigen Natur vorkommen. Dieses äußerst komplexe System bildet also das Substrat für die Fortleitung der Erregungen über die Nervenfasern hin.

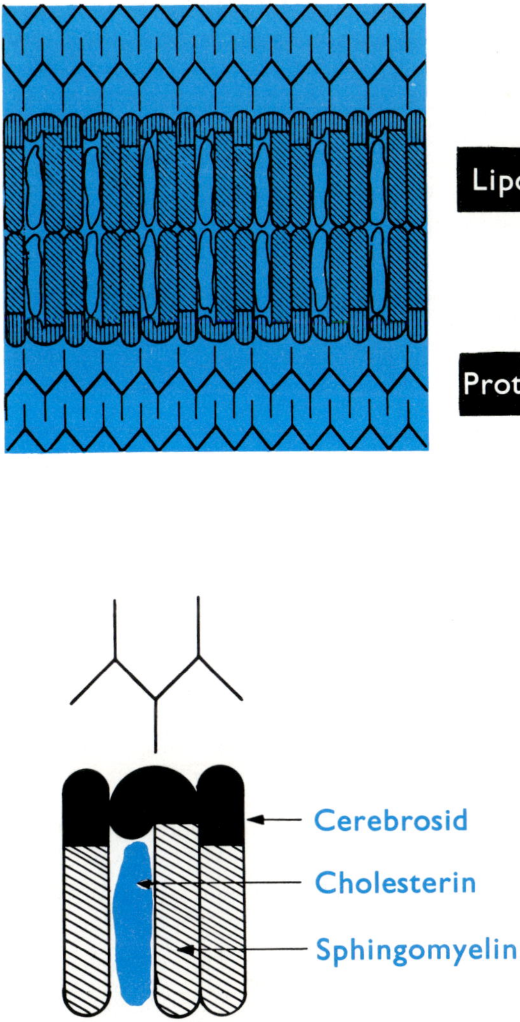

Abb. 8. Molekularer Bau der neuronalen Membran.

Die Schaltstelle im Nervensystem: die Synapse

Das Axon hat im peripheren und auch im zentralen Nervensystem eine reine Leitungsfunktion. Besonders spezialisierte Teile des Neurons dienen der Erregungsübertragung von einer Zelle zur anderen. Man nennt diese interneuronalen Verbindungen *Synapsen.* Die Synapse ist die Verbindungsstelle zweier verschiedener Neurone, die miteinander einen engen Kontakt aufnehmen. Die beiden Neurone gehen *nicht* ineinander über, sondern sie werden voneinander durch einen sehr engen Zwischenraum getrennt: durch den synaptischen Spalt. Der die Erregung heranführende – afferente – Teil der Synapse wird als *präsynaptisches Element* bezeichnet, der die Erregung empfangende Teil als *postsynaptisches Element.* Ein einzelnes Neuron empfängt im allgemeinen Erregungen nicht nur von ein oder zwei Axonen, sondern von einigen tausend oder sogar zehntausend anderen Neuronen. Die rezeptive Oberfläche der Nervenzellen (Zellkörper und Dendriten) ist dicht mit Endigungen von Axonen ('Endknöpfen') besetzt, die alle die Fähigkeit besitzen, mit Hilfe von elektrischen Signalen einen spezifischen Einfluß auf das Neuron auszuüben.

Die Synapse ist die Stelle im Nervensystem, an der außer der Erregungsübertragung auch die Integration der Information stattfindet. In der kybernetischen Terminologie ist die Synapse als Schaltstelle im System zu betrachten, während das Axon den 'Leitungsdraht' darstellt. An einer solchen Schaltstelle kann eine Erregung oder ein Signal verstärkt oder abgeschwächt werden. Die Synapse schafft auch die Möglichkeit, daß Erregungen auf dem einen oder dem anderen Wege weiter übertragen werden. Da bei der Erregungsübertragung in der Synapse eine Anzahl chemischer Stoffe eine Rolle spielt, ist sie auch Angriffspunkt für Pharmaka (Medikamente). Der Einfluß dieser Stoffe auf die bloße Leitung einer Erregung im Neuriten ist hingegen sehr gering.

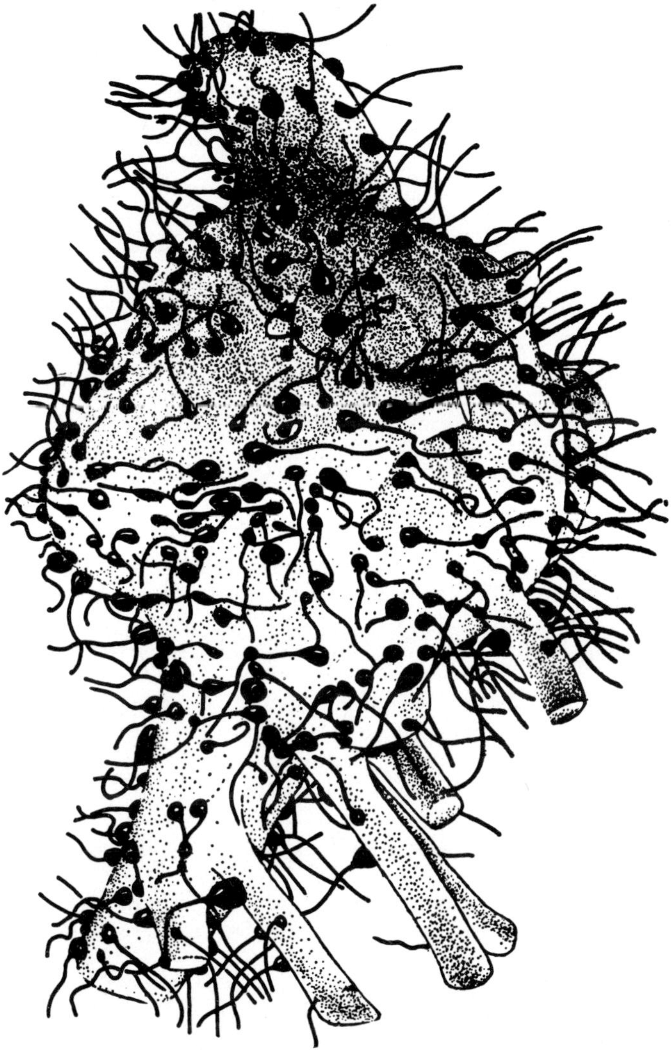

Abb. 9. Zellkörper einer motorischen Vorderhornzelle mit Hunderten von Nervenendigungen, die von anderen Nervenzellen stammen und synaptischen Kontakt mit der Zelle gewinnen.

Über die einzigartige Bedeutung der synaptischen Überträgerstoffe (Transmitter)

Es bestehen wesentliche Unterschiede zwischen jenen Teilabschnitten der beiden Neurone, die synaptischen Kontakt miteinander haben, nicht nur in morphologischer, sondern auch in physiologischer Hinsicht. Die Übertragung der Erregungen erfolgt nämlich *immer nur in einer Richtung:* vom präsynaptischen zum postsynaptischen Element. Das präsynaptische Element enthält mehr Mitochondrien als der postsynaptische Teil, was darauf hindeutet, daß der die Erregung heranführende Teil mehr Energie verbraucht. Noch viel wichtiger aber ist das Vorhandensein einer großen Anzahl gleichartig erscheinender *Bläschen* im präsynaptischen Teil. Diese Bläschen haben alle einen Durchmesser von 400 bis 600 Å und begegnen uns immer dort, wo Erregungen übertragen werden müssen, und zwar stets nur im präsynaptischen, nicht im postsynaptischen Element. Sie sind auch in den Zellen der Sinnesorgane jeweils dort nachgewiesen worden, wo eine Erregungsübertragung auf Nervenzellen stattfindet. Außerdem sind sie an den funktionellen Kontaktstellen zwischen Nervenzelle und Drüsenzelle sowie zwischen Nervenzelle und Muskelzelle anzutreffen. Obwohl die Bläschen wie leer aussehen, sind sie es durchaus nicht, denn sie enthalten viele Tausende von äußerst wichtigen Molekülen: die sogenannten '*Transmitter*' oder *Überträgerstoffe*, die verantwortlich sind für die Erregungsübertragung zwischen den Neuronen, zwischen Zellen der Sinnesorgane und den Neuronen und zwischen Neuronen und Effektoren, d.h. Drüsenzellen und Muskeln. Im zweiten und vierten Kapitel wird davon ausführlich die Rede sein.

Die im Vergleich zum Axon so ganz anders geartete Funktionsweise der Synapse zeigt sich weiter auch in der Tatsache, daß wir sehr viele Fermente in hohen Konzentrationen in (oder in der Nähe) der Synapse nachweisen können, während diese im Axon kaum zu finden sind. Die moderne – vielleicht etwas weitgehende – Spezialisierung hat in den großen Laboratorien zu der Entwicklung zweier getrennter Forschungsrichtungen geführt, der Axonologie und der Synaptologie.

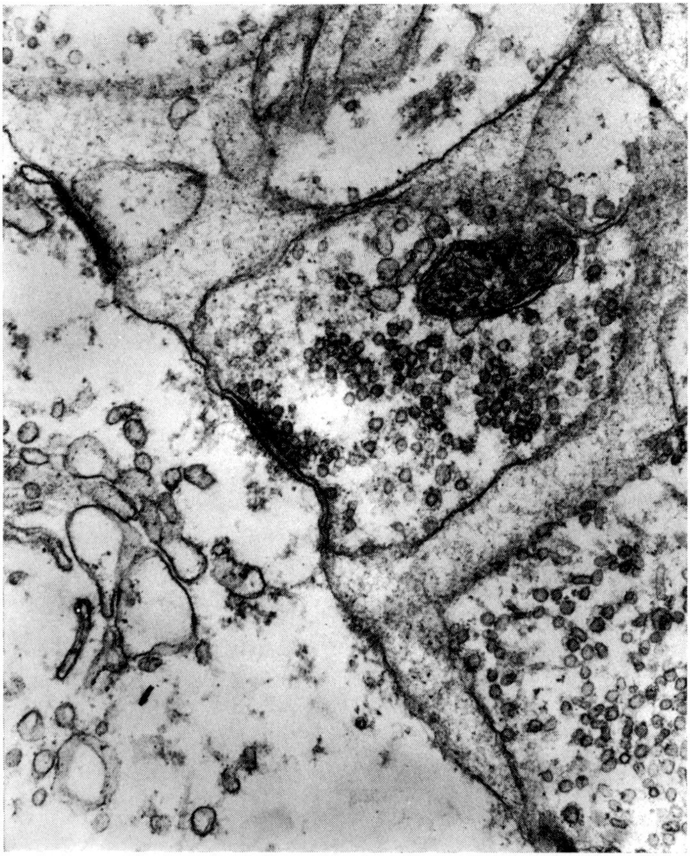

Abb. 10. Elektronenmikroskopisches Bild einer Synapse (Vergrößerung 250.000 fach). Im rechten oberen Viertel des Bildes die präsynaptische Nervenendigung, mit zahlreichen präsynaptischen Bläschen (Vesikeln) und mit einem (wesentlich größeren) Mitochondrium. Links unten das postsynaptische Neuron.

Unsere Kenntnis der Funktion des zentralen und peripheren Nervensystems hat in den letzten Jahren ganz enorme Fortschritte gemacht. Zum großen Teil ist das auf die Erfolge der technischen Entwicklung zurückzuführen, vor allem auf die der modernen Elektronik. Die elektrischen Signale, die als Ausdruck der Erregungsvorgänge in Sinneszellen, Nervenzellen und Muskelfasern auftreten, können heute registriert und analysiert werden, obgleich ihre Größenordnung teilweise so gering ist, daß sie bis an den Grenzbereich meßbarer elektrischer Spannungen (Millionstel Volt) heranreicht.

Die Tätigkeiten der Nervenzellen führen zu einer außerordentlich großen Mannigfaltigkeit funktioneller Möglichkeiten, zu willkürlichen und unwillkürlichen Muskelbewegungen, zu zentralen Vorgängen der Informationsverarbeitung (mit und ohne Überschreiten der Schwelle des Bewußtseins); dennoch sind die Elementarprozesse der Erregungsübertragung im Nervensystem von recht einheitlicher und relativ einfacher Art. Es gibt im Prinzip nur zwei Signalformen, die Aktionspotentiale der Nervenfasern und die synaptischen Potentiale (an der Stelle der Erregungsübertragung von Zelle zu Zelle). So werden im Laufe eines jeden Tages Millionen von Signalen verarbeitet. Vom Beginn bis zum Ende des Lebens besteht eine ununterbrochene bioelektrische Aktivität im menschlichen Gehirn.

Die Elektrophysiologie des Nervensystems soll an einem möglichst einfachen Beispiel erklärt werden, dem Erregungsablauf in einem «Reflexbogen». Sogar in diesem relativ einfachen Fall kommen alle physiologischen Prozesse vor, die auch sonst (bei mehr komplexen Vorgängen) im Nervensystem eine Rolle spielen.

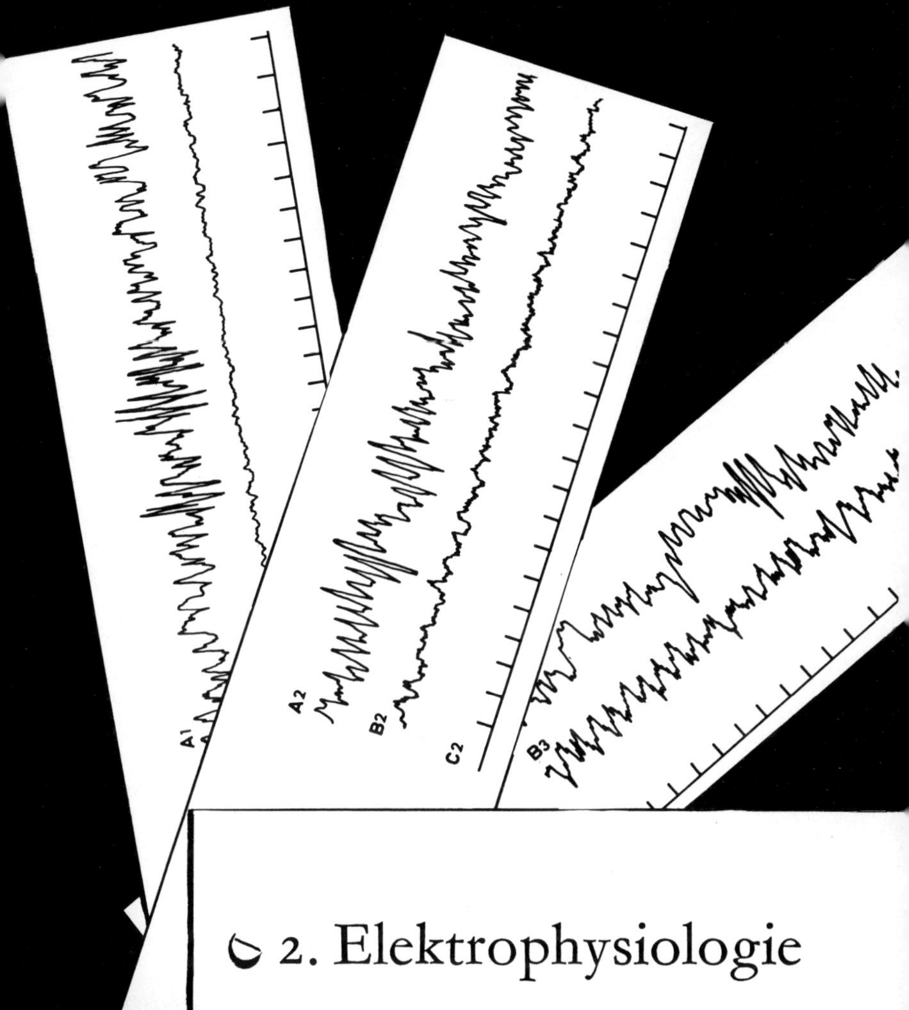

2. Elektrophysiologie

Ist das Nervensystem eine informationsverarbeitende Rechenmaschine?

Das Nervensystem in seiner Gesamtheit ist als eine informationsverarbeitende Rechenmaschine zu betrachten. Es empfängt in der Zeiteinheit Zehntausende von Signalen, verarbeitet diese und sendet Tausende von Signalen aus. Der Empfang der Signale erfolgt durch die Rezeptorzellen der Sinnesorgane, ihre Verarbeitung durch die komplexen Systeme neuronaler Schaltkreise im peripheren und zentralen Nervensystem. Die Ausgabe von Signalen geht vor allem an Muskeln und Drüsen. Die Hauptfunktionen des Nervensystems teilt man in drei Gruppen ein:

1. Das Nervensystem integriert die Tätigkeiten aller Organe, die in jedem einzelnen Falle zunächst auf die eigene funktionelle Aufgabe bezogen sind; es faßt diese in zweckmäßiger Weise zusammen. Das geschieht viel schneller, als es je durch einen Stofftransport über die Blutgefäße oder Lymphgefäße möglich wäre. Die Organe werden auf diese Weise zu einer Einheit höherer Ordnung zusammengefaßt: zum Individuum.
2. Das Individuum kann auf diese Weise zweckmäßig und schnell auf Änderungen in der Außenwelt reagieren. So verteidigt der Organismus selbst seine Integrität und sorgt zugleich für die Erhaltung der Art.
3. Bestimmte Strukturen des menschlichen Nervensystems müssen als das Substrat betrachtet werden, welches (in einer uns einstweilen noch unverständlichen Weise) die Verbindung zwischen Körper und Seele herstellt, als das (submikroskopische oder molekulare) Substrat auch für das abstrakte Denken.

Die durch einen Reiz bewirkte lokale Erregung wie auch die Erregungsleitung im Nervensystem gehen mit elektrischen Erscheinungen einher, die sich an der Membran abspielen. Im Ruhezustand ist die Membran elektrisch aufgeladen, man sagt, sie ist 'polarisiert'. Unter dem 'Ruhepotential' versteht man die Potentialdifferenz zwischen Außen- und Innenseite der Membran (die Innenseite hat negative, die Außenseite positive Ladung). Die Leitung der Erregung in einer Nervenfaser vergleicht man zwar mit einer elektrischen Leitung in der Technik, man muß dabei aber folgenden Unterschied berücksichtigen:

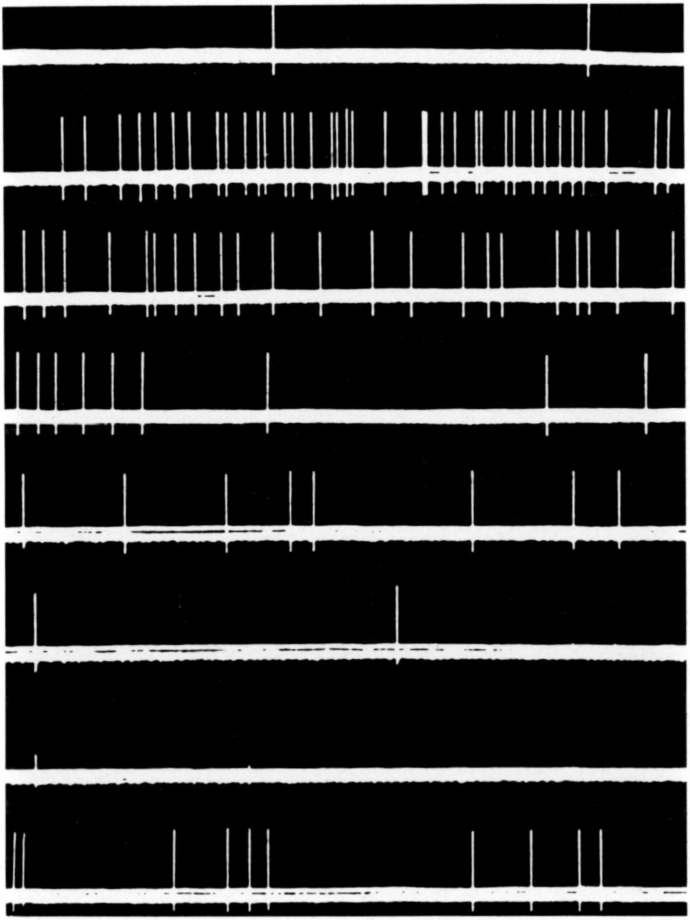

Abb. 11. Aktionspotential-Registrierung von einer (einzelnen) Nervenfaser. In dieser Form codiert, übertragen die (sensiblen) Nerven die Information aus der Außenwelt und Körperperipherie zum Zentralnervensystem (Gehirn und Rückenmark).

Die Nervenzelle ist – im Gegensatz zu einem technischen Stromleiter – selbst reizempfindlich und reaktionsfähig und daher nicht nur Leiter, sondern auch selbst Strom-Generator.

Der Reflexbogen

Wir können uns nun die Frage stellen, wie diese elektrischen Erscheinungen in der Nervenzelle zustandekommen und wie sie durch die Zellfortsätze weitergeleitet werden. Diese und andere Fragen (z.B. wie die Änderungen eines elektrischen Potentials von einer Zelle auf die andere übertragen werden) sind im letzten Jahrzehnt Gegenstand intensiver Forschungen, insbesondere mit elektronischen Mikromethoden, gewesen.

Diese Phänomene sollen an Hand einer einfachen Schaltung von Nervenzellen beschrieben und erörtert werden, die als *Reflexbogen* bezeichnet wird. Dieser besteht in seiner allgemeinsten Form aus folgenden Elementen:

1. aus einer *sensorischen* (oder *afferenten*) Nervenzelle, die den Empfang der Reize aus der Außenwelt und die Erregungsübermittelung zum zentralen Nervensystem durchführt;
2. aus einer oder mehreren *Schaltzellen* oder *Interneuronen*, welche die von der sensorischen Nervenzelle aufgenommene Information verarbeiten und weitergeben an:
3. die *motorische* (oder *efferente*) Nervenzelle, welche die Information aus dem zentralen Nervensystem dem Muskel zuführt.

In Bezug auf die sensorische Nervenzelle muß noch bemerkt werden, daß diese in vielen Fällen nicht selbst imstande ist, die Veränderungen in unserer Umgebung oder im eigenen Körper zu registrieren. In diesen Fällen bildet die spezialisierte Zelle eines Sinnesorgans den Anfang des Reflexbogens. Die Sinneszelle führt die Transformation von Reiz in Erregung aus, durch welche die betreffenden (physikalischen oder chemischen) Veränderungen zu elektrischen Erscheinungen umgeformt werden, so daß sie der sensorischen Nervenzelle übermittelt werden können. Die Reflexbögen bilden gewissermaßen die Pfeiler, die das funktionelle Geschehen im Nervensystem tragen.

Die verschiedenen elektrischen Erscheinungen, die in den einzelnen Schaltelementen des Reflexbogens auftreten, sollen in den folgenden Abschnitten besprochen werden.

Abb. 12. Ein Dehnungsreiz wirkt auf einen Sehnen-Receptor (p), die dadurch ausgelösten Erregungsvorgänge werden auf dem Wege über die afferente Nervenfaser (a) zum Rückenmark geleitet. Durch das Schaltneuron (N 1) wird die Motorische Vorderhornzelle (M 1) ge-

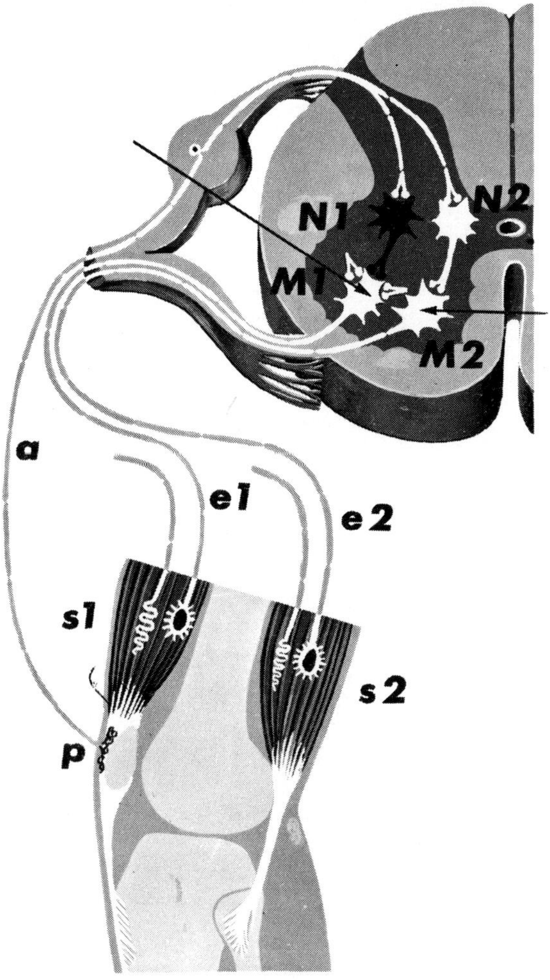

hemmt. Infolgedessen erschlafft der zugehörige Muskel (s 1), der Strecker dieses Gelenkes. Die Erregungen werden aber zugleich über das Schaltneuron (N 2) der Motorischen Vorderhornzelle (M 2) zugeführt. Diese Zelle wird aktiviert, der zugehörige Muskel (s 2) kontrahiert sich, er beugt das Gelenk. Die efferenten Neurone (e1 und e 2) sind die Motoneurone der antagonistischen Muskeln. (Bei Reizung der Muskelspindel-Receptoren wären Erregung und Hemmung genau entgegengesetzt verteilt.)

Informationsübertragung in einem Reflexbogen

Auf ihrem Wege durch die Schaltstationen des Reflexbogens durchläuft die Erregung folgende Funktionselemente:

a. Rezeption des Reizes durch eine Sinneszelle;
b. Erregungsleitung durch die afferente Nervenfaser (bzw. durch deren Membran);
c. Übertragung der Erregung von der einen Nervenzelle auf die andere in der Synapse;
d. Erregungsleitung durch die efferente Nervenfaser;
e. Übertragung der Erregung in der motorischen Endplatte, der neuromuskulären Synapse, und als Folge die Kontraktion der betreffenden Muskelfaser.

Es ist zweifellos eine der merkwürdigsten Tatsachen bei der Untersuchung der Arbeitsweise des Nervensystems, daß alle diese höchst komplizierten Prozesse sich wahrscheinlich auf einige wenige sehr elementare elektrische Erscheinungen zurückführen lassen. Dies soll an Hand des Weges einer Erregung im Reflexbogen besprochen werden. Sogar die verwickeltsten Mechanismen im Nervensystem werden von zwei einfachen Funktionssystemen für Informationsverarbeitung und Signalübertragung realisiert: diese sind (a) das *Aktionspotential* und (b) das *synaptische Potential.* Als Beispiel wählen wir eine ganz alltägliche Begebenheit am Strand: Man läuft zum Wasser und tritt dabei auf eine Qualle.

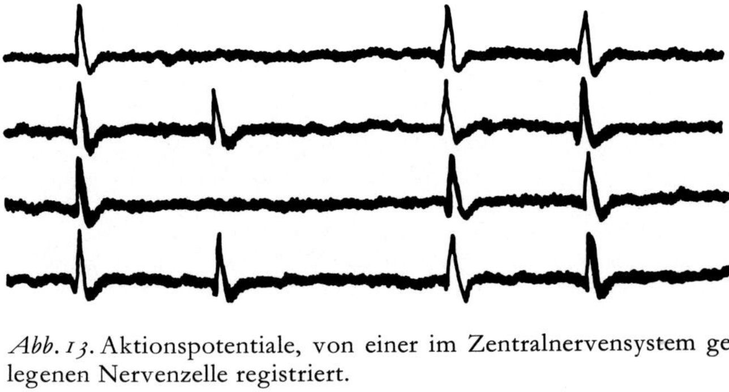

Abb. 13. Aktionspotentiale, von einer im Zentralnervensystem gelegenen Nervenzelle registriert.

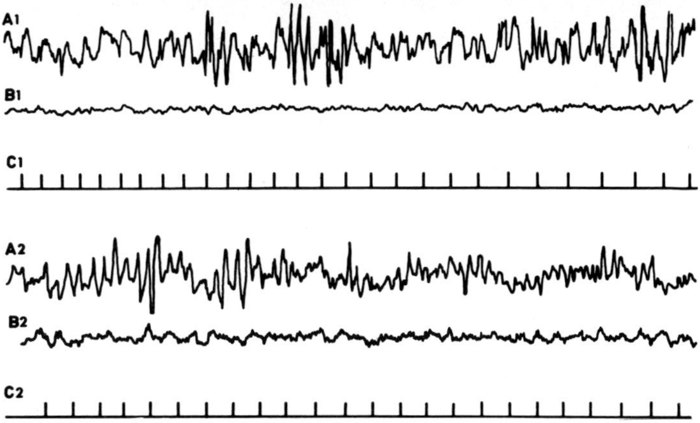

Abb. 14. Beispiele für die Registrierung des Elektroencephalogramms (A 1, A 2, B 1, B 2). Das EEG, von der Kopfhaut abgeleitet, repräsentiert die bioelektrische Aktivität der Großhirnrinde. (C 1 und C 2 zeigen das EKG, die mit dem Herzschlag verbundene bioelektrische Aktivität des Herzmuskels.)

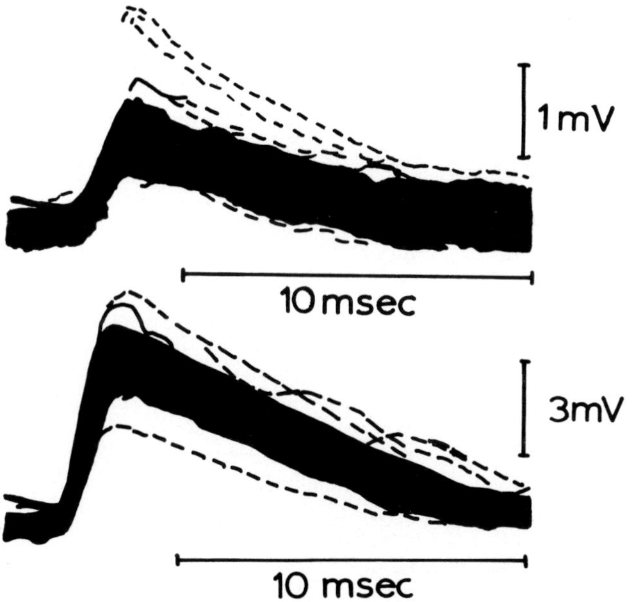

Abb. 15. Synaptische Potentiale (EPSPS, Excitatorische postsynaptische Potentiale), von einer Nervenzelle im Rückenmark registriert.

Der Reflex: eine unwillkürliche Reaktion

Ein barfuß am Strand entlanglaufender Badegast tritt auf eine Qualle. Die Tatsache, daß seine Fußsohle unerwartet eine kalte schleimige Masse berührt, löst einen ganzen Komplex von Erscheinungen aus. Der Mensch hebt unwillkürlich den Fuß an, kurze Zeit später untersucht er die Ursache des Reizes. Die erste Erscheinung ist ein Reflex, der sich schaltungsmäßig im Rückenmark abspielt; der zweite Vorgang führt zu einer bewußten Empfindung, in diesem Falle erreicht die Erregung auch die Großhirnrinde. Die erste Reaktion ist eine durchaus zweckmäßige, auch wenn sie ohne den Einfluß des Willens erfolgt. Durch afferente Nervenfasern erreichen die Erregungen den sakralen (untersten) Teil des Rückenmarks. Von hier aus werden sie über eine oder mehrere Schaltzellen auf efferente Nervenzellen übertragen. Über die efferenten Nervenzellen gelangen die Erregungen zu den Muskeln, wo sie eine Kontraktion auslösen. Die sichtbare Folge ist ein Reflex: das automatische Anheben des Fußes. Hierbei werden nicht nur bestimmte Muskelgruppen aktiviert, sondern es müssen auch einige andere auf diesen gleichen Reiz hin gehemmt werden.

Inzwischen werden die Erregungen auch über das Rückenmark aufwärts ins Gehirn übermittelt, so daß eine bewußte Empfindung ausgelöst wird. Dann folgt eine bewußte Reizbeantwortung: die Suche nach der Ursache des Reizes und entsprechende weitere Handlungen. Diese getrennten Prozesse erfolgen so schnell nacheinander, daß es den Anschein hat, als hätten wir es nur mit einem Vorgang zu tun. Diese Schnelligkeit ist möglich, weil die Erregungen sich im zentralen und peripheren Nervensystem mit großer Geschwindigkeit entlang den Nervenfasern fortpflanzen. – Nachdem der Strandbesucher gesehen hat, daß es eine Qualle war, auf die er trat, laufen Erregungen von der motorischen Großhirnrinde abwärts zum Rückenmark: eine willkürliche Muskelbewegung folgt so auf die unwillkürliche Reaktion. Im allgemeinen gilt das Prinzip, daß ein Reflex darauf gerichtet ist, der Ursache seines Entstehens entgegenzuwirken, wie es auch in unserem Beispiel der Fall ist.

Diesen Weg der Erregung von der Fußsohle zum Rückenmark und vom Rückenmark zu den Beinmuskeln wollen wir nun genauer verfolgen.

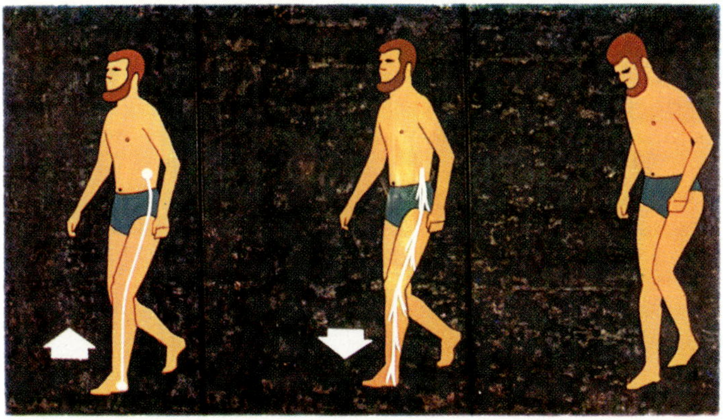

Abb. 16. Der afferente und der efferente Weg der Erregung beim Durchlaufen eines « Reflexbogens ».

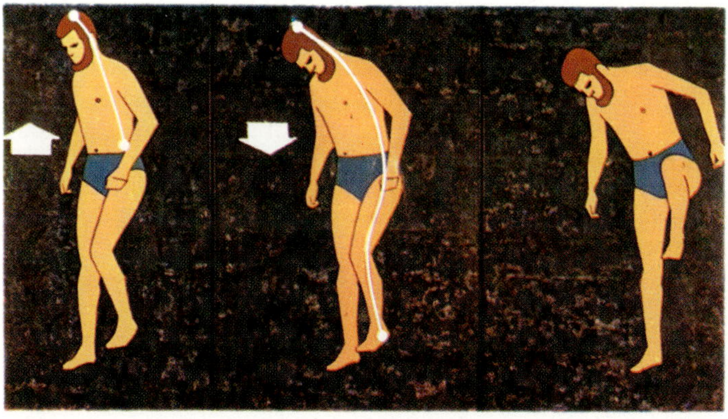

Abb. 17. Weg der Erregung vom Rückenmark zum Gehirn und vom Gehirn zur Peripherie.

Die Rezeptoren (Sinneszellen)

Bei Tieren und beim Menschen finden wir Sinneszellen – Rezeptoren –, die auf Reize verschiedener Art ansprechen. Die Sinneszellen im Auge werden durch Licht erregt, die im Gehörorgan durch Schall oder die im Gleichgewichtsorgan durch Änderungen der Stellung im Raum, die der Haut durch Druck, Wärme, Kälte, Schmerzreize usw. Alle Sinneszellen sind unter natürlichen Bedingungen für eine bestimmte Energieform besonders empfindlich, für andere nur in geringem Maße oder gar nicht. Die Zellen der Sinnesorgane registrieren die spezifischen Veränderungen physikalischer oder chemischer Art, die sie aus der Außenwelt empfangen, aber diese Energie wird meist nicht direkt auf die Endigung der sensiblen Nervenzelle übertragen. Die Sinneszelle transformiert die Energieform, für welche diese Zelle empfindlich ist: Lichtenergie wird von den Sinneszellen des Auges aufgefangen und in Erregung transformiert, diese wird von sensiblen Nervenzellen als elektrisches Signal dem zentralen Nervensystem zugeführt.

Auch die Änderungen in der Außenwelt, die auf die Haut einwirken, verursachen Änderungen in den Sinneszellen der Haut oder des subkutanen Bindegewebes und diese geben die Information an die Endigungen der sensiblen Nerven weiter. Die beiden Abbildungen auf Seite 39 zeigen schematisch und stark vergrößert die Haut des Fußballens: der dunkelbraune untere Rand stellt die verhornte Oberhaut dar, darüber im Bild befindet sich die blutreiche Lederhaut; das eiförmige Körperchen links ist ein für Druckunterschiede empfindliches Endorgan, ein Mechanoreceptor vom Typ der *Vater-Pacinischen Körperchen.* Es besteht aus einer Anzahl von konzentrischen, schalenförmig angeordneten Lamellen. Der weiße Faden, der in der Längsachse des Körperchens verläuft, ist die Endigung des sensiblen Nerven. Daneben ist die stark verästelte Endaufzweigung eines anderen Nerven abgebildet.

Die linke obere Abbildung (18) zeigt die Haut im Ruhezustand, die rechte obere (18) und die untere (19) zeigen die Haut, wenn auf sie ein Druck ausgeübt wird, wie bei der Berührung der Qualle durch den auftretenden Fuß.

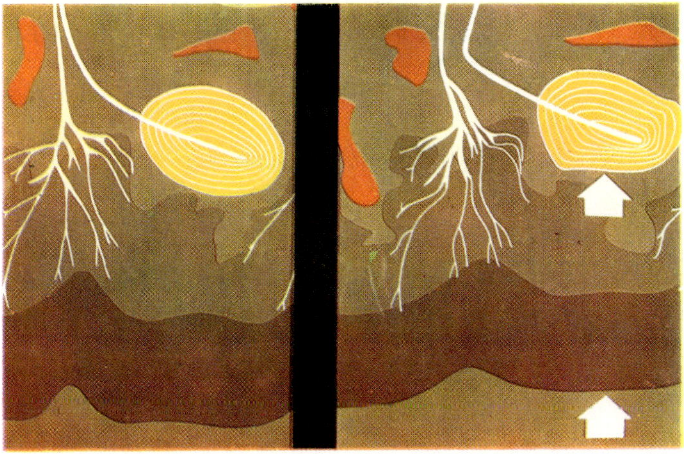

Abb. 18. Ein *Vater-Pacini*sches Körperchen (Mechanoreceptor), links im Ruhezustand; rechts Deformation des Körperchens durch einen mechanischen Reiz, wodurch in der Nervenendigung Aktionspotentiale ausgelöst werden.

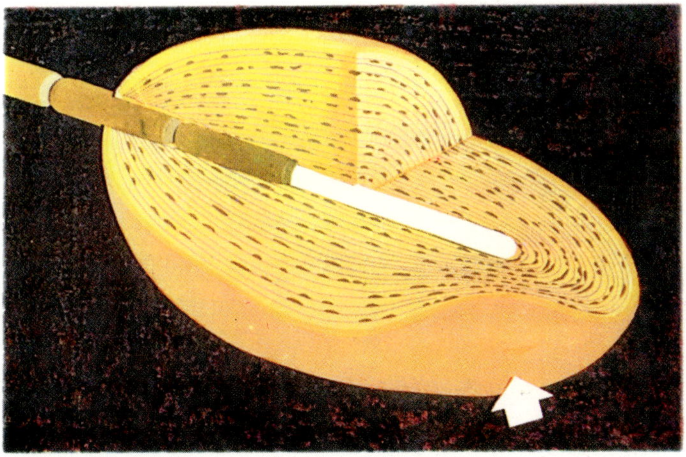

Abb. 19. Die Deformation (Verschiebung) der Lamellenstruktur.

Potentialdifferenzen in der Sinneszelle

Die Abbildungen 20 und 21 zeigen mit einer stärkeren Vergrößerung den inneren Teil des Tastkörperchens. Das Ende des sensiblen Nerven ist 'nackt'. In der Abbildung ist die nackte Nervenendigung aufgeschnitten gezeigt, so daß man die Innenseite sehen kann (was natürlich in Wirklichkeit nicht der Fall ist). Das isolierende Material oder die Myelinscheide setzt sich teilweise bis in den Bereich des Endkörperchens fort. Ein Ranvierscher Schnürring befindet sich noch innerhalb des Endkörperchens. Das Ende der Nervenfaser selbst ist nicht isoliert.

Auch diese Nervenendigung weist eine Potentialdifferenz zwischen Innen- und Außenseite der Membran auf. Innerhalb des Axons werden hauptsächlich Kaliumionen gefunden (rote Punkte) sowie Protein, organische Ionen (gelbbraune Punkte). Außerhalb der Membran des Axons, aber noch innerhalb des Rezeptors, findet man besonders Natrium- und Chlorionen (blaue und grüne Punkte). Konzentrationsdifferenzen und eine spezifische Durchlässigkeit der Membran für jede der verschiedenen Ionen-Arten verursachen eine Potentialdifferenz zwischen Innenseite und Außenseite der Membran. Im Ruhezustand ist die Außenseite positiv, die Innenseite negativ geladen. Dieses Ruhepotential beträgt etwa 60 mV. Innerhalb der Nervenendigung sind noch vier länglich-runde Organe abgebildet. Dies sind die Mitochondrien, die ein halbes bis einige wenige μ lang sind. In einer großen Nervenzelle befinden sich 5 000 bis 10 000 Mitochondrien. Jedes dieser winzigen Gebilde läßt sich, wie schon auf Seite 16 erwähnt, mit einer Kraftzentrale vergleichen, deren wichtigste Aufgabe es ist, Energie für die Funktionen der Zelle zu liefern.

Die elektrische Ladung der Membran am Ende einer sensiblen Faser im Rezeptor beträgt im Ruhezustand recht konstant etwa 60 mV. Wird aber ein Druck auf die Haut ausgeübt, wodurch eine Verschiebung der Lamellen des Endkörperchens erfolgt, treten Änderungen des Ruhepotentials auf. So wird aus dem mechanischen Reiz ein elektrisches Signal.

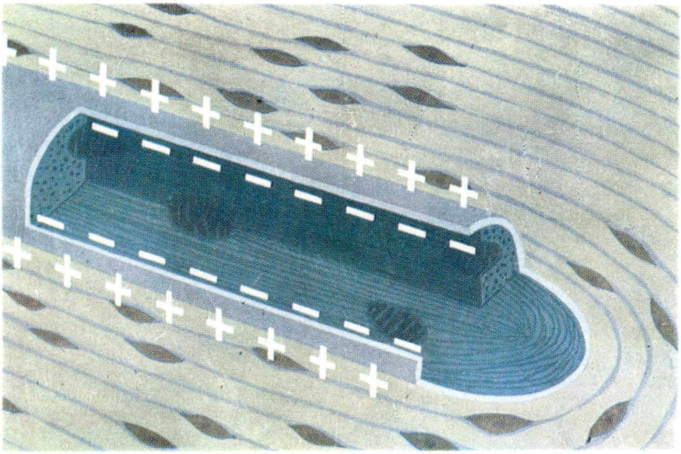

Abb. 20. Die Ruhe-Membranpotentialdifferenz (Polarisation) bei der sensiblen Nervenendigung im Lamellenkörperchen.

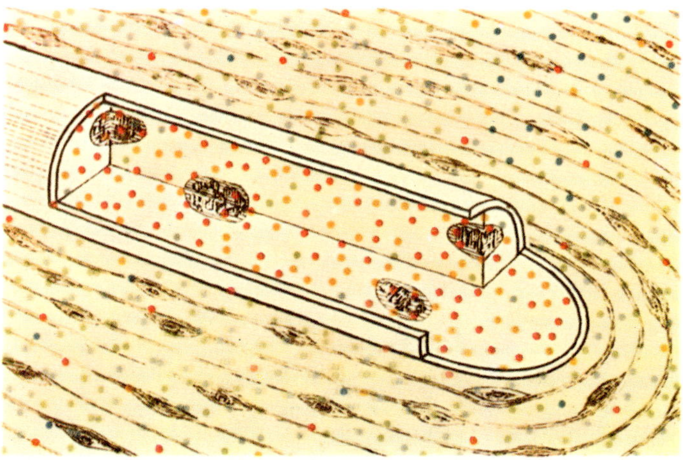

Abb. 21. Die Ionen-Verteilung in dem (marklosen) Nervenfaserende. Die Konzentration der Natrium- und Chlor-Ionen ist außen viel höher als innen; die Konzentration der Kalium-Ionen und organischen (Protein-) Anionen innen viel höher als außen.

Ionenverschiebungen in der Sinneszelle

Die Verschiebung der Lamellen des Druckrezeptors verursacht Ionen-Bewegungen durch die nackte Membran des Axons hindurch. Zunächst fließt nur eine geringe Menge von Natriumionen von außen nach innen. Der blaue Pfeil in der Abbildung 22 (und 23) bezeichnet diesen Einwärtsstrom der Natriumionen. Gleich darauf erfolgt ein Auswärtsstrom einer geringen Menge von Kaliumionen durch die Membran des Axons nach außen; er wird in Abb. 22 (und 23) durch einen roten Pfeil bezeichnet. Die durch den Druck auf den Rezeptor ausgelöste Verschiebung der Lamellen verändert die Durchlässigkeit der Membran für die Ionen. Die Ionenverschiebungen verursachen eine geringe Depolarisation oder Entladung der Membran des Axonendes. Dieser Vorgang läßt sich auf dem Schirm des Kathodenstrahl-Oszillographen als eine Änderung des Membranpotentials ablesen. Die winzigen elektrischen Ströme (als Folge der Ionenverschiebungen) laufen in der Längsrichtung über das nackte Axon (Abb. 24).

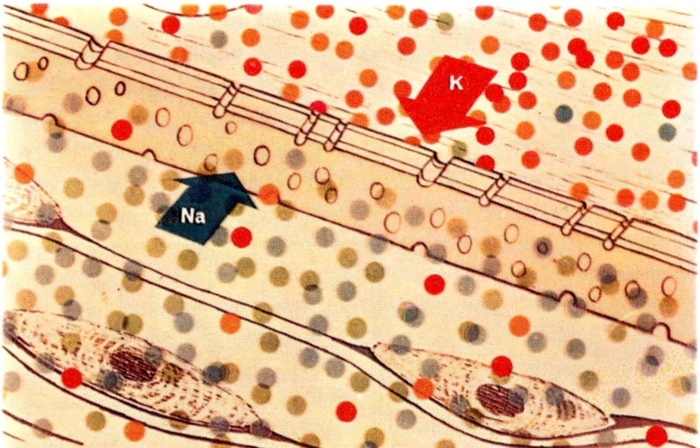

Abb. 22. Anfangsstadium der unter der Erregung auftretenden Ionenbewegungen durch die Membran. Natrium-Ionen strömen einwärts, Kalium-Ionen auswärts. (Die Außenseite ist unten im Bild.)

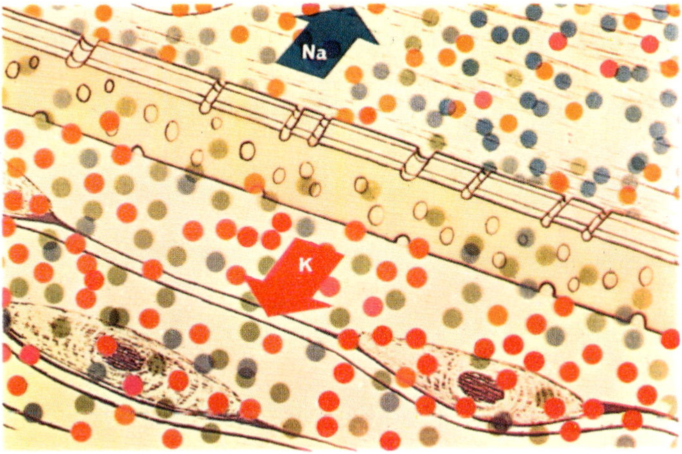

Abb 23. Der Kalium-Natrium-Austausch im Erregungsmaximum.

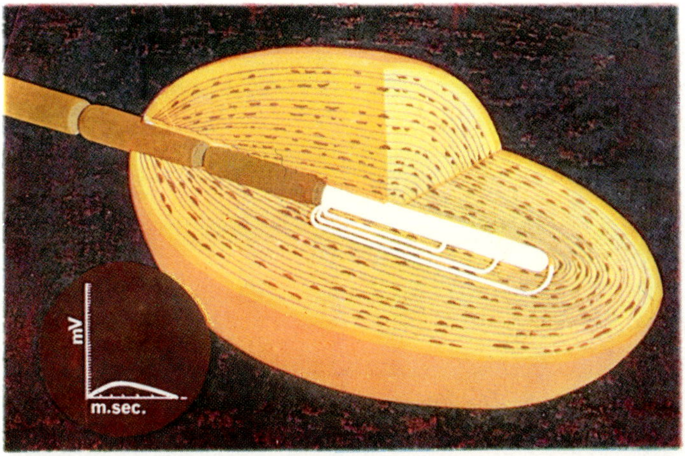

Abb. 24. Elektrische Stromschleifen im Bereich der (erregten) afferenten Nervenendigung. Links unten: Registrierung des Generatorpotentials (im Beginn).

Generatorpotentiale

Die kleinen Potentialänderungen an der Membran des Axons werden Generatorpotentiale genannt, denn sie können schließlich eine völlige Entladung der Membran verursachen, wodurch ein Aktionspotential weitergeleitet wird. Wenn der Reiz zu schwach ist (Abb. 25), sind die Generatorpotentiale nur einige wenige mV groß, ihre Amplitude ist dann zu gering, um die Schwelle der Erregungsfortleitung zu überschreiten. Wird der Druck auf den Rezeptor größer, also der Reiz stärker, dann nehmen die Ionenverschiebungen zu, entsprechend wird auch das Generatorpotential größer, wie auch die Stärke der entsprechenden elektrischen Ströme (Abb. 25).

Bei einer gewissen Reizstärke wird die Schwelle erreicht; die Generatorpotentiale haben dann ihren maximalen Wert. Die elektrischen Ströme sind dann stark genug geworden, um den Schwellenwert der Membran des ersten Ranvierschen Schnürrings zu überschreiten. Die Folge ist ein Aktionspotential (Abb. 26), das nach dem 'Alles-oder-Nichts'-Prinzip über die ganze Länge der sensiblen Nervenfaser weitergeleitet wird (als fortgeleitete Erregung, Abb. 27)

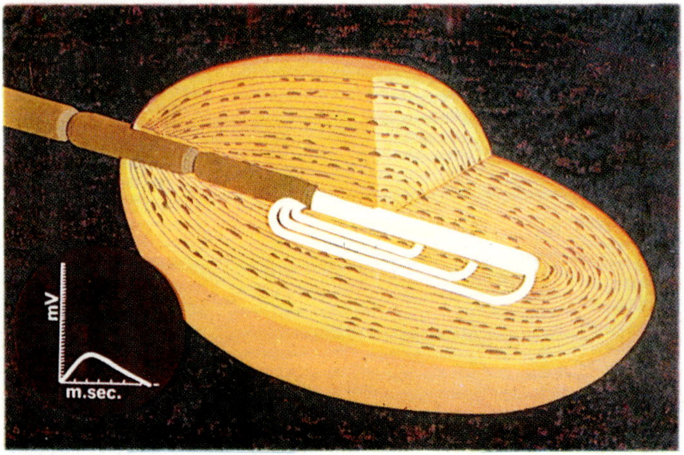

Abb. 25. Zunahme der Ströme an der (marklosen) Nervenendigung, Zunahme der Amplitude des Generatorpotentials (links unten).

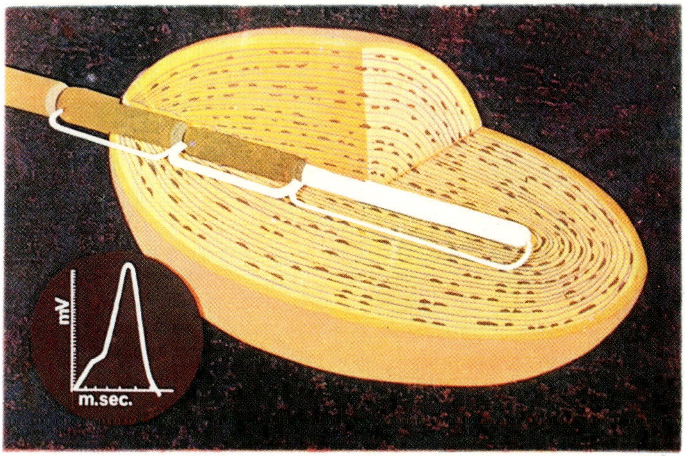

Abb. 26. Die Entstehung des Aktionspotentials, das saltatorisch (von Schnürring zu Schnürring springend) über das myelinisierte Axon geleitet wird.

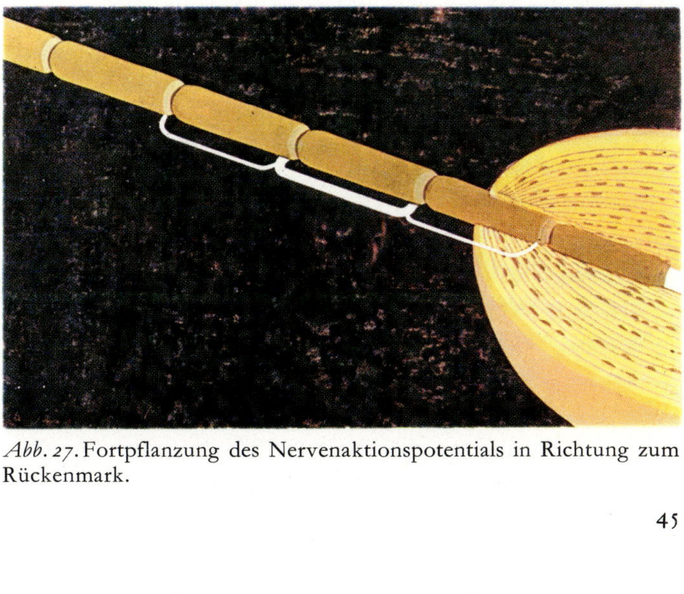

Abb. 27. Fortpflanzung des Nervenaktionspotentials in Richtung zum Rückenmark.

Das Aktionspotential (I)

Als Beispiel wählen wir eine einzelne nicht-myelinisierte Nervenfaser, die sich in einem isolierenden Medium befindet. In dem Abschnitt über die Geschwindigkeit der Erregungsleitung auf der Seite 50 sollen dann die besonderen Erscheinungen betrachtet werden, die in den myelinisierten Nervenfasern auftreten.

Zwei Registrierelektroden werden an das Axon angelegt, mit Hilfe eines Galvanometers wird dann die elektrische Reaktion des Axons auf einen künstlichen Reiz untersucht (Abb. 28 A-E). Wir beobachten also die Ausschläge des Galvanometers. Nehmen wir an, daß wir die Nervenfaser an der Stelle 1 (Abb. 28 unten) gereizt haben. Wenn das Aktionspotential, das im Nerven ausgelöst wird, Position 2 am Axon erreicht (wo die eine Elektrode anliegt), sehen wir einen Ausschlag des Galvanometers (Abb. 28B). Die elektrische Ladung der Nervenfasermembran ändert sich offenbar. Man spricht hier von einer Entladung oder *Depolarisation.* Das Galvanometer schlägt z.B. nach links aus, was durch eine Aufwärtskurve im rechten Teil der Abbildung dargestellt ist. Infolge der örtlichen Entladung der Membran kann diese Elektrode *a* als im Kontakt mit dem negativ geladenen Inneren des Axons befindlich angesehen werden. Wie schon auf Seite 30 erwähnt, ist das Axon (und ebenso auch die ganze Nervenzelle) im Ruhezustand an der Innenseite negativ und an der Außenseite positiv geladen. Die Elektrode *b* hat Kontakt mit dem noch positiv geladenen Äußeren der polarisierten Membran. So tritt vorübergehend eine Potentialdifferenz zwischen den Elektroden auf. Daher läuft während einer kurzen Zeit ein Strom durch das Galvanometer (und zwar, wie in Abb. 28 B angegeben, von rechts nach links). Die Linie im rechten Teil der Abb. 28 B ist als Aufwärtskurve gezeichnet, weil es in der Neurophysiologie üblich ist, die Meßinstrumente so zu schalten, daß eine Aufwärtskurve in einer Abbildung angibt, daß die mit dem erregten Teil des Nerven verbundene Elektrode gegenüber der 'inaktiven' Elektrode negativ wird.

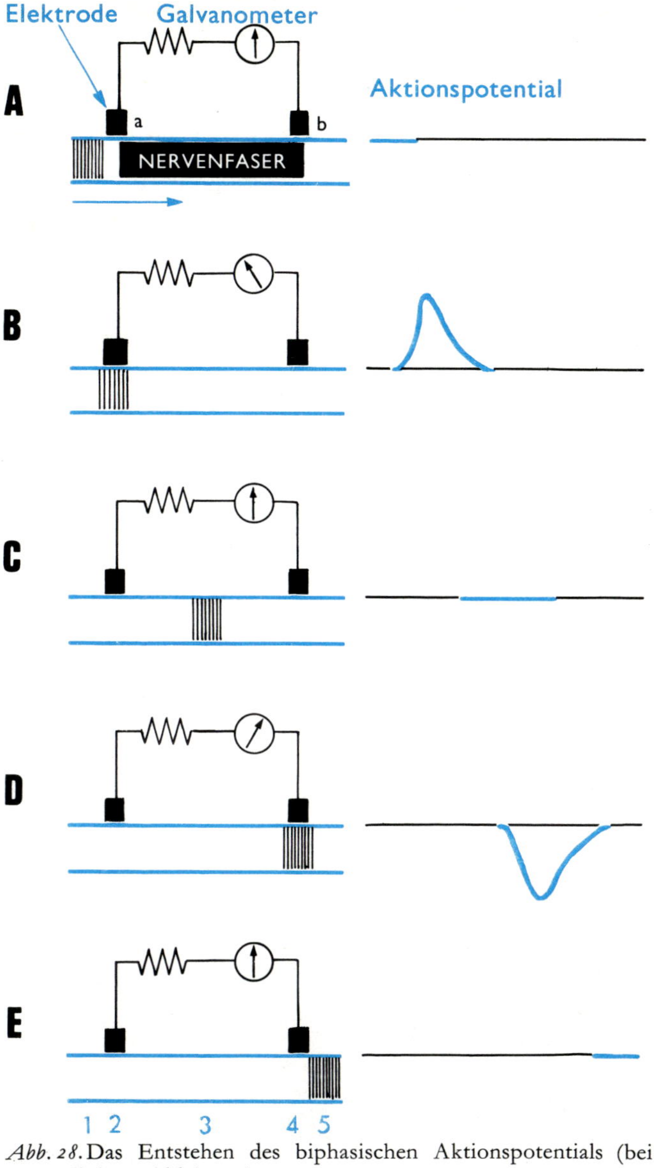

Abb. 28. Das Entstehen des biphasischen Aktionspotentials (bei extrazellulärer Ableitung).

Das Aktionspotential (II)

Wenn das Aktionspotential Position 3 (entsprechend Abb. 28 C) erreicht, erfolgt gar kein Ausschlag des Galvanometers, weil es jetzt zwischen *a* und *b* keine Potentialdifferenz gibt. Wenn aber das Aktionspotential Position 4 erreicht (Abb. 28 D), wird *b* negativ gegenüber *a*: der Strom ändert also im Meßinstrument seine Richtung. Beide Aktionspotentiale haben ein negatives Vorzeichen. Wir sehen aber ein aufwärts und ein abwärts gerichtetes Potential. Dies beruht auf der Tatsache, daß der Strom abwechselnd entweder von links oder von rechts in das Galvanometer eintritt. Im rechten Bildteil ist das eine Potential das Spiegelbild des anderen.

Das Aktionspotential im Axon ist nicht primär ein elektrischer Strom, sondern eine Aktivitätswelle, die sich im Axon schnell fortpflanzt und mit einer Potentialänderung einhergeht. Die Energie für die Weiterleitung dieses durch einen künstlichen Reiz erzeugten Aktionspotentials liefert der Nerv selbst und nicht etwa der Reiz. Wird das Axon unter der Elektrode *b* verletzt oder geschädigt, so daß sich hier kein Aktionspotential fortpflanzen kann, so registrieren wir nur dann einen Ausschlag des Galvanometers, wenn das Aktionspotential unter Elektrode *a* hindurchläuft (Abb. 29).

Das Aktionspotential ist ein 'Alles-oder-Nichts'-Phänomen. Das bedeutet, daß die Höhe (Amplitude) dieser Potentialänderung weder von der Intensität des Reizes noch von dessen Art abhängig ist. Eine Nervenfaser spricht *nicht* auf einen Reiz an, wenn dessen Intensität unter einem gewissen Minimalwert (Schwellenwert) bleibt. Geht aber die Reizintensität darüber hinaus, so erfolgt *immer* eine Antwort (das Aktionspotential) und für ein und dasselbe Axon ist diese Antwort immer die gleiche. Die Impulsfrequenz des Axons läßt sich nicht unbegrenzt steigern. Jedem Reiz folgt eine sehr kurze Periode, in der das Axon nicht erregbar ist: die *Refraktärperiode*.

Zur Entladung der Nervenfaser ist Energie erforderlich. Dies ist ein aktiver Prozeß, und nach dem Ablauf des Aktionspotentials muß der ursprüngliche Zustand wiederhergestellt werden. Der betreffende Abschnitt der Nervenfaser befindet sich dann in der sogenannten Refraktärperiode, in der kein Aktionspotential geleitet werden kann.

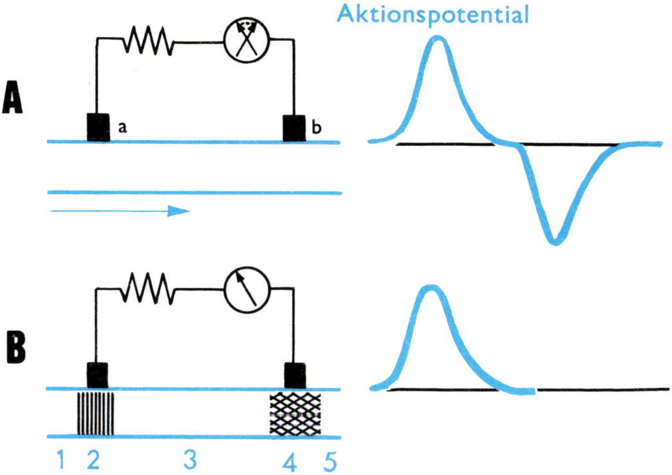

Abb. 29. Ein monophasisches Aktionspotential tritt auf, wenn eine der beiden Elektroden einer verletzten (geschädigten) Stelle der Nervenfaser anliegt.

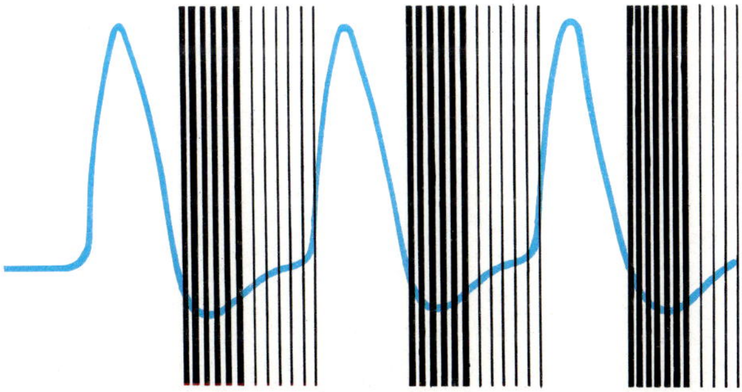

Abb. 30. Schematische Darstellung der absoluten und relativen Refraktärzeit. Die dicken vertikalen Striche markieren die absolute, die dünnen vertikalen Striche die relative Refraktärzeit.

Leitungsgeschwindigkeit

Bei den meisten Nerven der Säugetiere findet man eine Refraktärperiode von ungefähr 1 msec (1/1000 Sekunde). Weil die Zeitspanne für das Aktionspotential selbst auch innerhalb dieser zeitlichen Größenordnung von insgesamt 1 msec liegt, kann die Frequenz der Aktionspotentiale nicht weiter ansteigen als bis etwa 800 pro Sekunde. – Die Geschwindigkeit der Erregungsleitung in den Nervenfasern ist beträchtlich: in den dicken Nervenfasern werden die Aktionspotentiale mit einer Geschwindigkeit von 100 bis 120 Metern in der Sekunde fortgeleitet.

Bei den myelinisierten Nervenfasern treten alle Vorgänge der Erregung und der Leitung der Aktionspotentiale nur an recht kleinen Teilabschnitten der Membran auf: an den *Ranvier*schen Schnürringen. Die Markscheiden zwischen den Schnürringen sind als Isolatoren zu betrachten. Das Aktionspotential springt also gleichsam von einem Schnürring zu dem anderen, daher spricht man von einer 'saltatorischen Erregungsleitung', d.h. von der sprunghaften Weiterleitung des Aktionspotentials. An diesen Schnürringen treten die gleichen Erscheinungen auf wie an den marklosen Nervenfasern; ausschließlich hier, nur an den Schnürringen, erfolgen die Ionenverschiebungen und Potentialänderungen.

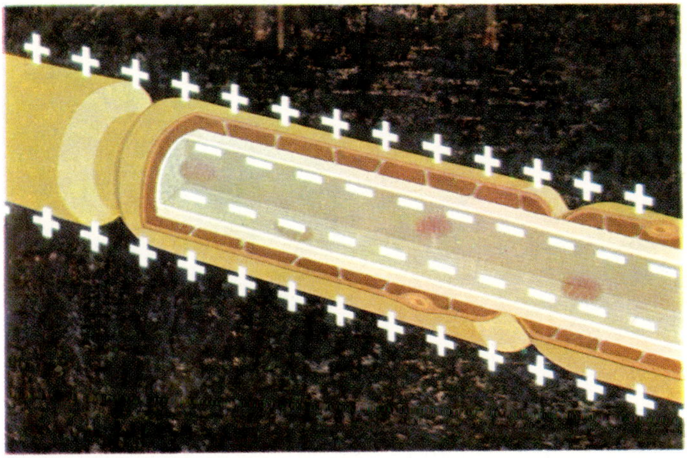

Abb. 31. Polarisation der Membran des Neuriten.

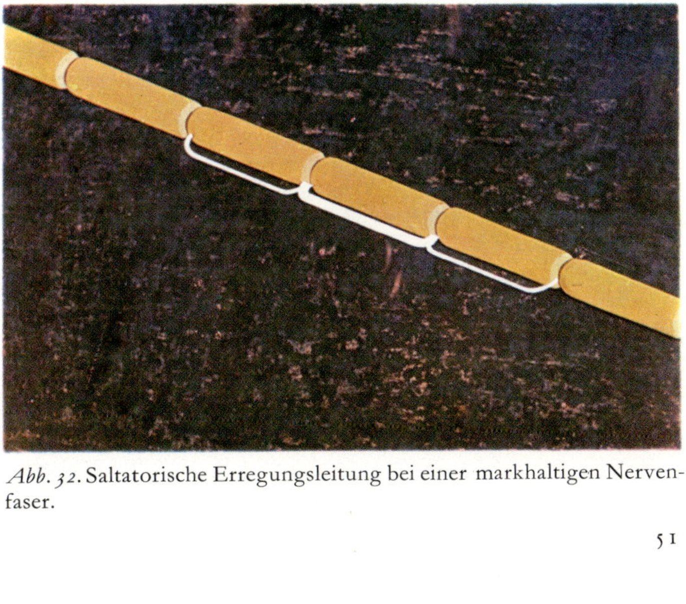

Abb. 32. Saltatorische Erregungsleitung bei einer markhaltigen Nervenfaser.

Das Ruhepotential der Nervenzelle

Wir kehren jetzt wieder zum Ruhepotential des Axons zurück und fragen uns, wie dieses Potential entsteht. Es zeigt sich, daß es auch hier wichtige Unterschiede bezüglich der Ionenkonzentrationen auf der einen und der anderen Seite der Membran gibt. Die Konzentration der Chlor- und der Natriumionen ist außen größer als innen, die Konzentration der Kaliumionen jedoch ist innen weit größer als außen. Diese Art der Verteilung wurde bereits für den Receptor, das nackte Axonende im Vater-Pacinischen Körperchen, beschrieben. Während der Dauer des Aktionspotentials wird die Innenseite der Membran nicht nur weniger negativ (bis ± 0), sondern sogar positiv, und beträgt dann während kurzer Zeit ungefähr $+20$ mV, während das Potential der Membran im Ruhezustand ungefähr -60 mV (innen) beträgt. Diese Umkehrung des Potentials geht mit Ionenverschiebungen einher. Es lassen sich zwei Phasen unterscheiden: eine ansteigende und eine absteigende Phase des Aktionspotentials.

Während des Anstiegs des Aktionspotentials, wenn die Ladung an der inneren Membranseite von der Negativität zur Positivität umschlägt, wird die Membran in sehr spezifischer Weise für Natriumionen durchlässig. Es kommt dann zu einem Einströmen der Na-Ionen durch die Membran, wie es in den Abbildungen 33/34 dargestellt ist.

Während der absteigenden Phase des Aktionspotentials nimmt die Durchlässigkeit der Membran für Kaliumionen erheblich zu, was zu einem K-Ausstrom durch die Membran führt (roter Pfeil in den Abbildungen 33/34).

Infolge der Potentialänderung am Ranvierschen Schnürring, wo das Aktionspotential entsteht, treten in diesem Abschnitt Stromschleifen auf, die von dem einen Schnürring zum nächsten laufen. Die Ranvierschen Schnürringe einer Nervenfaser mit einem Durchmesser von 10 μ sind etwa 700 μ voneinander entfernt. Man kann die sprunghafte Fortleitung des Aktionspotentials zweifellos als ökonomisches Prinzip dieser Nervenfasern auffassen, das zu einer schnelleren Signalübermittelung führt.

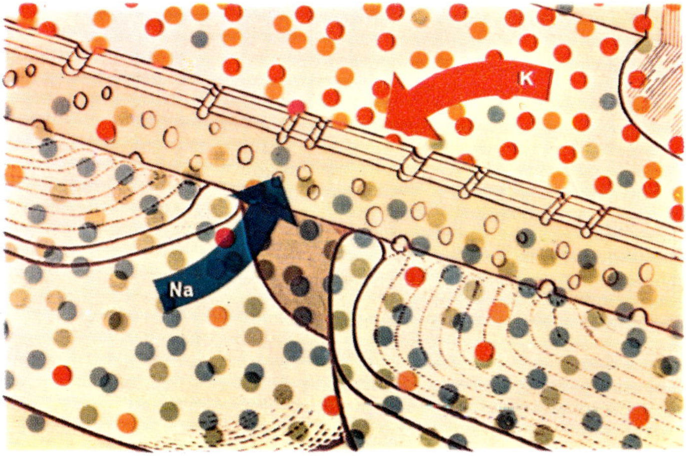

Abb. 33. Anfangsstadium der unter der Erregung auftretenden Ionen-Ströme durch die Membran des Ranvierschen Schnürrings: Beginn des Natrium-Ionen-Einstroms und Kalium-Ionen-Ausstrom.

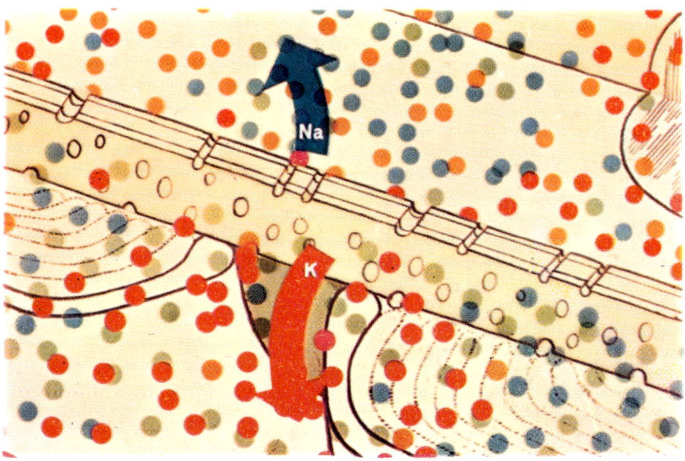

Abb. 34. Der Kalium-Natrium-Austausch im Erregungsmaximum.

Die Informations-Codierung in einem Axon

Einzelne Nervenfasern (Axone), wie sie in den vorangegangenen Abbildungen dargestellt wurden, kommen im Nervensystem der Säugetiere nicht vor. Sie bilden immer Bündel, und diese Bündel von Axonen werden Nerven genannt.

Wie ist nun ein solcher Nerv aufgebaut? Im allgemeinen besteht er nur aus zwei Arten von Elementen: aus den *Axonen* mit ihren Myelinscheiden und andererseits aus *Bindegewebe*, das zu einer wirksamen Isolation der Axone beiträgt. Das Bindegewebe hält die parallel verlaufenden Axone an ihrem Platz im Bündel zusammen und schützt sie vor Beschädigung. Es bildet ein zusammenhängendes Ganzes und setzt sich aus Bindegewebszellen und Bindegewebslamellen zusammen. Die zwei letztgenannten geben dem Nerven seine Festigkeit. Nach seiner Lokalisation und Struktur unterteilen wir das Bindegewebe in *Endoneurium*, *Perineurium* und *Epineurium*. Das äußerst feinfaserige Endoneurium umhüllt direkt das Neurilemma des Axons. Das aus dünnen Bindegewebslamellen bestehende Perineurium liegt zwischen den Axonen und faßt diese zu Bündeln zusammen. Schließlich bildet das Epineurium die feste Bindegewebsscheide, die den Nerven im ganzen umhüllt und ihm seine sehnenartige Zähigkeit gibt.

Eine einzelne Nervenfaser ist funktionell zu gar nichts anderem fähig, als einzelne Aktionspotentiale weiterzuleiten. Für die Nervenfaser gibt es also nur eine Möglichkeit zur Informationsübertragung: die Codierung erfolgt durch Änderungen (Modulation) der Impulsfrequenz.

Für einen ganzen Nerven, das heißt also für eine große Anzahl parallel verlaufender Nervenfasern, kommt eine weitere Codierungsmöglichkeit hinzu, und zwar durch die Anzahl der an der Informationsübertragung beteiligten Nervenfasern; wir könnten hier von einer Modulation der Amplitude des *Summen*aktionspotentials sprechen.

Bei der Wahrnehmung auch nur des geringsten Sinnesreizes sind viele Rezeptoren und eine große Anzahl von Nervenfasern beteiligt – das Signal in einer einzigen Nervenfaser hat praktisch noch keine Bedeutung, aber das sehr komplexe Signal im Nervenfaserbündel kann zu einer sinnvollen Wahrnehmung verarbeitet werden.

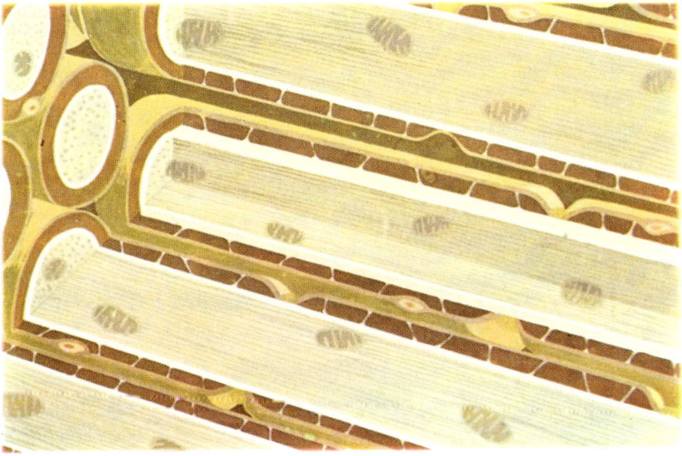

Abb. 35. Ein Bündel parallel zueinander laufender Neuriten aus einem peripheren Nerven.

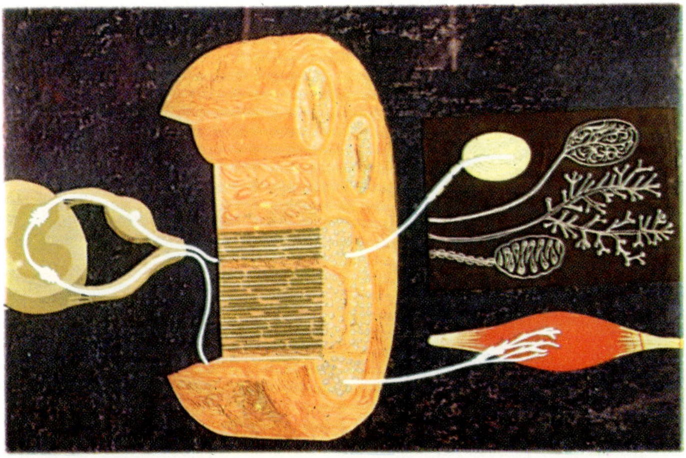

Abb. 36. Ausschnitt aus einem peripheren Nerven, der sowohl afferente Nervenfasern (von den Receptoren, rechts im Bild, oben) als auch efferente (zu einem Muskel führende) Neuriten enthält.

Antagonisten und Synergisten

Bei unserem Beispielfall mit dem Menschen, der am Strande auf eine Qualle trat und reflektorisch den Fuß anhob, liefen von den Receptoren Erregungen durch die afferenten Nervenfasern ins Rückenmark.

In der grauen Substanz werden die Erregungen über eine oder mehrere Schaltzellen auf eine motorische Nervenzelle übertragen. Diese bildet den efferenten, ausführenden Teil des Reflexbogens. Sogar bei einem einfachen Reflex ist eine große Anzahl von Muskeln beteiligt. Nehmen wir die an der Vorder- und Rückseite des Hüftgelenkes gelegenen Muskelgruppen als Beispiel, welche das Beugen und Strecken des Oberschenkels im Hüftgelenk bewirken. In Abbildung 37 sind die Muskeln, die den Oberschenkel beugen (Beispiele: *M. iliopsoas* und *M. rectus femoris*) schematisch rot gekennzeichnet und blau die Muskeln, die den Oberschenkel strecken (Beispiele: *M. glutaeus maximus* und *M. biceps femoris*). Die beiden Gruppen wirken bei dieser Bewegung als Antagonisten: die Beuger des Oberschenkels können sich nur dann kontrahieren, wenn die Strecker des Oberschenkels erschlaffen.

Die menschlichen Muskeln arbeiten meistens paarweise zusammen. Jeder Muskel hat seinen Gegenspieler, den wir *Antagonisten* nennen. Sie verrichten ihre Aufgabe im 'Teamwork': der eine Muskel zieht sich zusammen, während der andere erschlafft.

Die einlaufenden sensiblen Erregungen haben in diesem Falle eine doppelte Aufgabe: das Aktivieren oder Erregen der motorischen Nerven, welche die Beuger innervieren, und zugleich das Hemmen (oder Inhibieren) der motorischen Nerven, welche die Strecker des Oberschenkels innervieren. Dies wird in Abbildung 38 dargestellt: Die Erregungen aus dem Rezeptor treten in das mittlere Segment ein. Von den drei abgebildeten Muskeln wird z.B. der mittlere (durch motorische Nervenfasern aus dem mittleren Segment innerviert) *aktiviert*, während der obere und der untere (durch motorische Vorderhornzellen im oberen und unteren Rückenmarksegment innerviert) *gehemmt* werden.

Erregung und *Hemmung* sind die zwei neurophysiologischen Grundbegriffe. Diese Prozesse spielen sich in der Membran der motorischen Nervenzelle ab. Die physiologischen Eigenschaften dieses Neurons sollen nun etwas eingehender betrachtet werden.

Abb. 37. Muskeln mit synergistischer und mit antagonistischer Funktion, die eine Beugung (rot) oder Streckung (blau) des Hüftgelenkes bewirken.

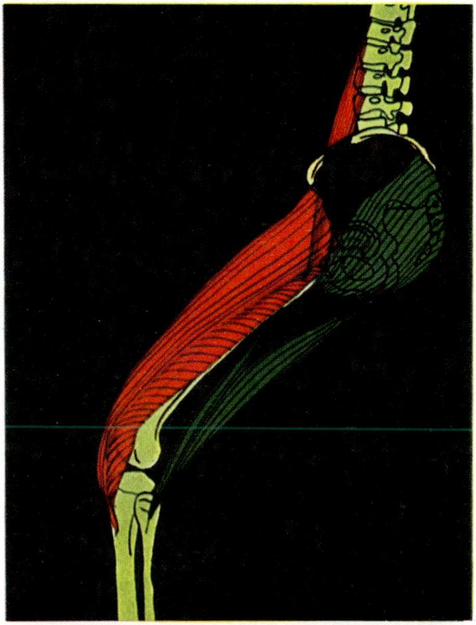

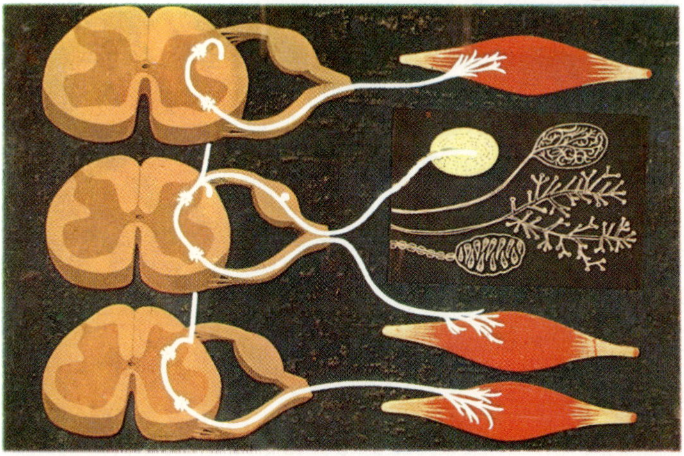

Abb. 38. Die aus einem recht kleinen Bereich der Haut stammenden Erregungen können über eine ganze Reihe von Rückenmarksegmenten Reflexe in Gang setzen. Verschiedene Muskelgruppen, deren Motoneurone in Segmenten weiter oberhalb oder weiter unterhalb liegen, können entweder aktiviert oder gehemmt werden (je nachdem, ob sie funktionell Synergisten oder Antagonisten sind).

Die motorische Nervenzelle

Die motorischen Vorderhornzellen sind große Neurone, deren Durchmesser mehr als 100 μ betragen kann. Sie sind durch ein ausgedehntes Dendritensystem und durch ein dickes Axon gekennzeichnet, das sich über die vordere Wurzel bis in einen peripheren Nerven erstreckt und sich dann an der Oberfläche eines Muskels mit vielen kleinen Verästelungen ausbreitet. Tausende von Axonenden treten mit dem Zellkörper und den Dendriten der motorischen Vorderhornzellen in Kontakt. Es gibt zwei verschiedene Arten von Synapsen: sie haben entweder einen erregenden oder einen hemmenden Einfluß auf die Vorderhornzelle. Zum Zwecke einer möglichst klaren Vorstellung sind in Abbildung 41 (wie auch in allen folgenden Abbildungen), die aktivierenden oder erregenden Synapsen der Vorderhornzelle *rot* eingezeichnet, die inhibierenden oder hemmenden Synapsen *blau*. Diese Farben entsprechen der Farbenbezeichnung in den Muskelgruppen, die sich entweder kontrahieren oder erschlaffen, wie in Abbildung 37. In einem bestimmten Moment sind nicht zugleich alle Synapsen erregend oder hemmend, meistens ist nur ein geringer Prozentsatz aktuell tätig. (Wenn bestimmte Synapsen nicht aktiv sind, werden diese durch eine neutrale graue Farbe bezeichnet.)

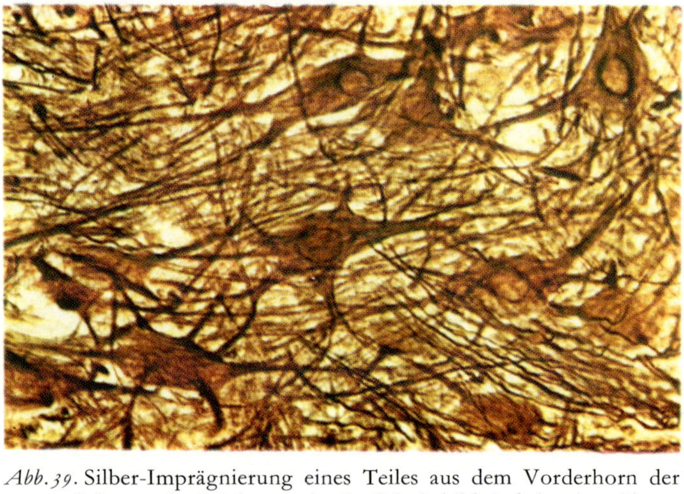

Abb. 39. Silber-Imprägnierung eines Teiles aus dem Vorderhorn der grauen Substanz des Rückenmarks. Im Schnittbild sind eine Anzahl von Motorischen Vorderhornzellen zu sehen, die zahlreiche Ausläufer und Faserverbindungen besitzen.

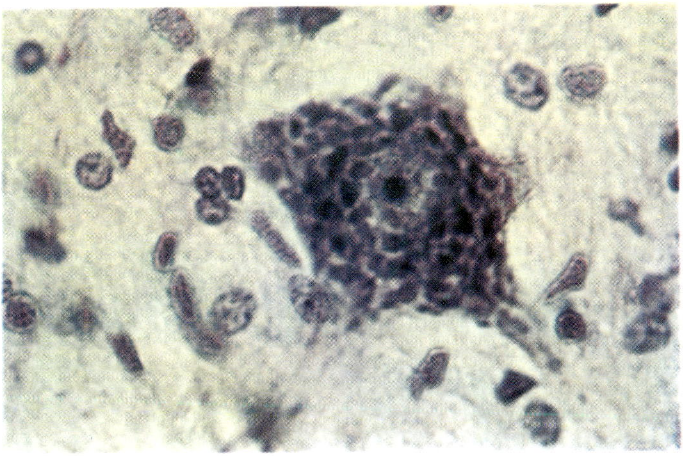

Abb. 40. Nissl-Färbung einer Motorischen Vorderhornzelle. Die Zelle ist voll von Nissl-Schollen (Anhäufungen von Nukleinsäuren).

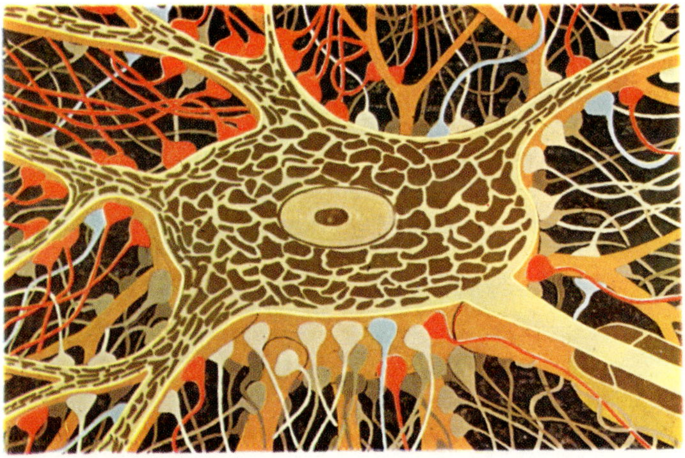

Abb. 41. Schematisches Bild einer Motorischen Vorderhornzelle mit Hunderten von Nervenendigungen, die an ihrer Membran synaptischen Kontakt gewinnen.

Die Ionen und das Ruhepotential an der Synapse

Betrachten wir die Synapse allein, bei sehr viel stärkerer Vergrößerung! Auch bei der Synapse zeigen sich die gleichen Differenzen der Ionenkonzentrationen wie beim Axonteil im Rezeptor und in den Ranvierschen Schnürringen. Sowohl im prä- wie im postsynaptischen Element finden wir eine hohe Konzentration von Kalium und organischen Anionen, sowie eine niedrige Konzentration von Natrium- und Chlorionen intrazellulär, während in dem Raum außerhalb, dem Extrazellulärraum, eine hohe Konzentration von Natrium- und Chlorionen und eine niedrige Konzentration von Kaliumionen gefunden wird. Die farbigen Punkte haben dieselbe Bedeutung wie in den Abbildungen des Rezeptors und des Ranvierschen Schnürrings. Die Differenzen hinsichtlich der Ionenkonzentrationen und Ionendurchlässigkeit der Membranen verursachen wiederum Potentialdifferenzen, sowohl im präsynaptischen Element wie auch im postsynaptischen. In beiden Fällen ist die Innenseite negativ gegenüber der Außenseite und auch hier besteht ein Ruhepotential, das etwa 60–70 mV beträgt.

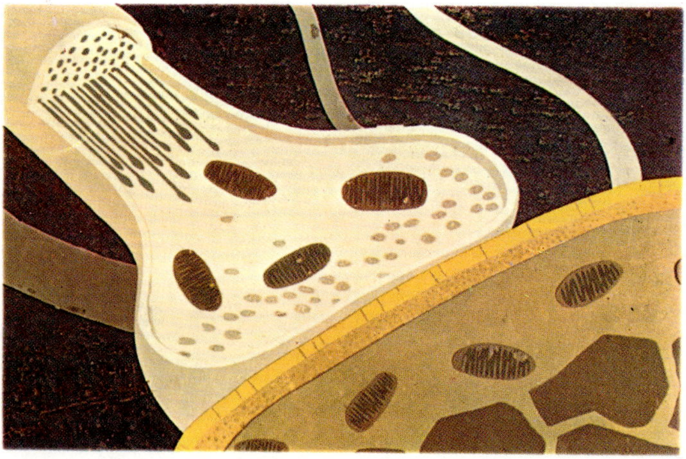

Abb. 42. Schema einer Synapse. Links oben und Mitte: das präsynaptische Element, mit Mitochondrien und synaptischen Bläschen (Vesikeln); rechts unten das postsynaptische Element.

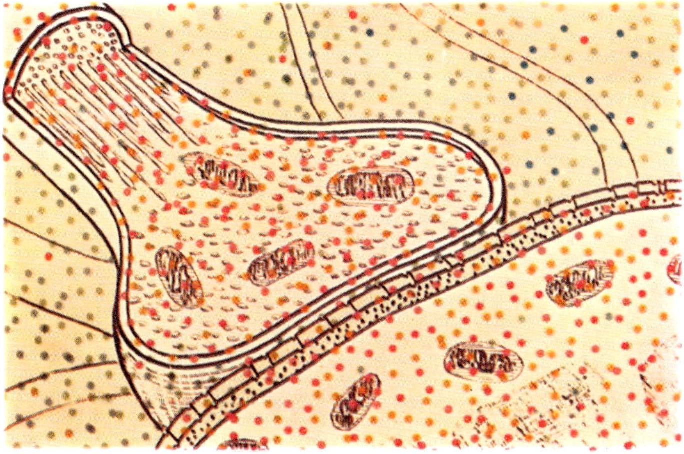

Abb. 43. Ionen-Verteilung im Bereich einer Synapse.

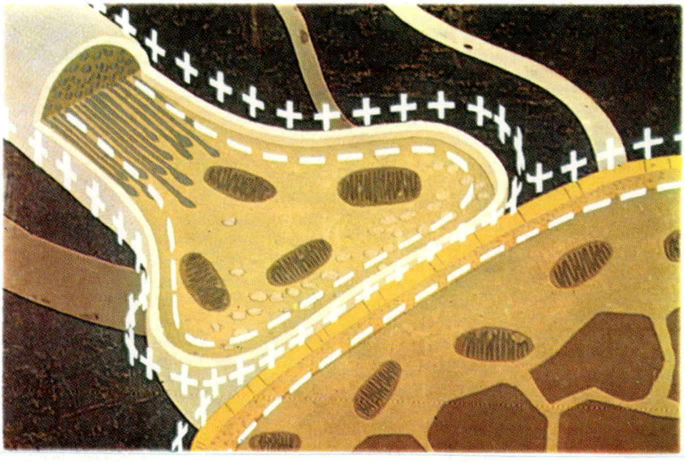

Abb. 44. Membran-Polarisation im Bereich einer Synapse.

Der Weg der Erregung vom Rezeptor zur Synapse

Nachdem wir gesehen haben, auf welche Weise die Erregungsübertragung von einer Nervenzelle auf die andere stattfindet, kehren wir zum afferenten oder zuführenden Teil des Reflexbogens zurück.

Die Rezeptoren der Haut sorgen dafür, daß durch viele afferente Fasern Serien von Erregungen die graue Substanz im Rückenmark erreichen. Die Erregungen gelangen durch Schaltzellen an die Oberfläche der motorischen Vorderhornzellen. Diese eintreffenden Signale können nun zwei verschiedene Prozesse in den motorischen Vorderhornzellen auslösen: *Erregung* und *Hemmung*. Die eintreffenden Signale sind dabei durchaus gleicher Art: Aktionspotentiale gleicher Dauer und gleicher Amplitude; hier können wir also keinen Unterschied feststellen, wohl aber in der Art und Weise, wie die eintreffenden Erregungen synaptisch übertragen werden.

Erregung: Die eintreffenden Erregungen aktivieren die motorische Vorderhornzelle, die – in unserem Beispiel – eine Kontraktion der Beugemuskeln des Oberschenkels auslöst. Die Aktionspotentiale verändern sich in der präsynaptischen Endigung in genau entgegengesetztem Sinne wie im Rezeptor. Hier wird das Potential gleichsam abgebrochen und zu einem anderen Signal transformiert. Die Struktur dieser beiden Nervenendigungen zeigt große Ähnlichkeit: im Rezeptor fanden wir den 'nackten' Axonteil, und der präsynaptische Teil des Axons hat ebenso ein Ende, das seine isolierende Myelinscheide verloren hat.

Verfolgen wir das Aktionspotential auf seinem Wege durch die afferente Nervenfaser zur Synapse, so stellen wir fest, daß es von dem letzten Ranvierschen Schnürring auf das nackte Ende der Faser hinüberspringt. Hier kann es nicht weiter, denn obwohl der Abstand zwischen präsynaptischem und postsynaptischem Element in der Synapse sehr gering ist, kann diese elektrische Erregung dennoch grundsätzlich nicht von einem Neuron auf das andere Neuron überspringen. Dieses 'Steckenbleiben' des Aktionspotentials führt jedoch zu einer bedeutenden Veränderung der funktionellen Eigenschaften im präsynaptischen Teil der Synapse.

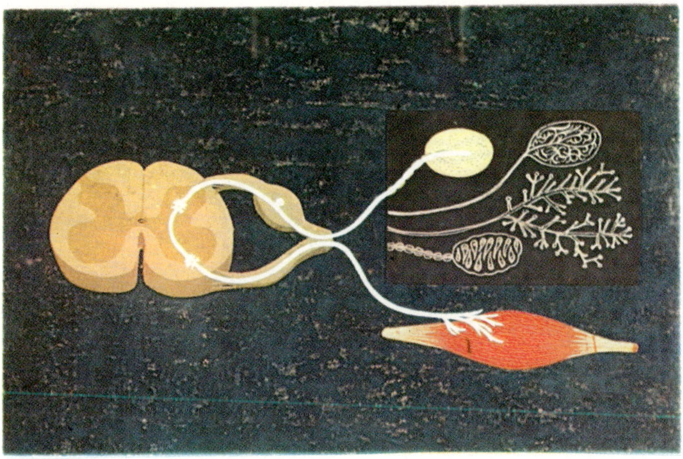

Abb. 45. Polysynaptischer Reflexbogen. Weg der Erregungsleitung von Receptoren in der Peripherie zu einem Muskel, der dadurch zur Kontraktion gebracht wird.

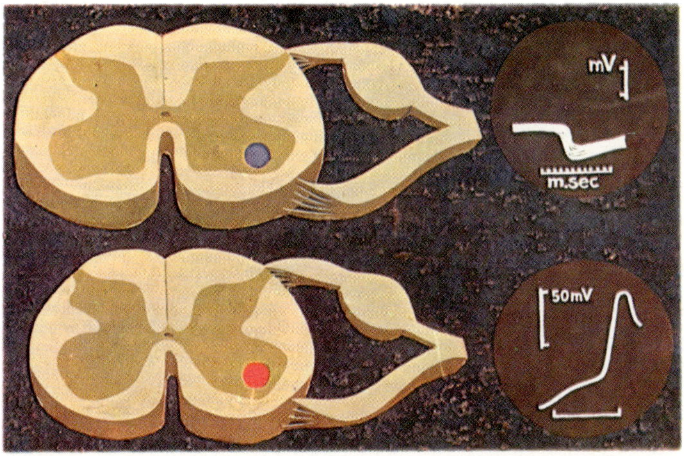

Abb. 46. Erregung und Hemmung. Oberes Rückenmarksegment: Hemmung, oben rechts: IPSP (Hyperpolarisation). Unteres Segment: Erregung, unten rechts: EPSP (Depolarisation) mit aufgesetztem Aktionspotential (Spitzenpotential). Vgl. hierzu Abb. 57 und Abb. 50.

Erregung durch einen Überträgerstoff (Transmitter)

Das Eintreffen eines Aktionspotentials im präsynaptischen Element (hier – in Abbildung 47 – in der roten Farbe der Erregung dargestellt) aktiviert die synaptischen Bläschen. Diese werden mobilisiert und bewegen sich in großer Anzahl zur Membran, wo sie sich öffnen und den Transmitterstoff freigeben. Der obere Teil der Abbildung 47 zeigt eben noch einen Randstreifen des präsynaptischen Elements. Die (gelbe) Membran rechts unten in der Abbildung 47 ist das postsynaptische Element. Der Transmitterstoff ist in dem synaptischen Spaltraum eingezeichnet (wie weiß-flockiges Material). Dieser erregende Überträgerstoff ändert die Durchlässigkeit der postsynaptischen Membran. Die Änderung der Permeabilität löst Ionenverschiebungen aus, die in ihrer Art mit den Ionenverschiebungen im Axon während des Aktionspotentials vergleichbar, aber in ihrem Ausmaß geringer sind. Auch hier sehen wir, wie in Abbildung 48 angegeben, einen Einstrom von Natrium- und einen Ausstrom von Kaliumionen.

In welcher Weise beeinflussen diese Ionenverschiebungen nun den Aktivitätszustand der motorischen Vorderhornzelle? Die elektrischen Erscheinungen der Erregung (bzw. auch die der Hemmung) können mit Hilfe sehr feiner, in das Innere der Vorderhornzelle eingeführter Elektroden untersucht werden. Weil man vor allem die Potentiale des postsynaptischen Elements registriert, wird auf den nächsten Seiten von den postsynaptischen Potentialen die Rede sein.

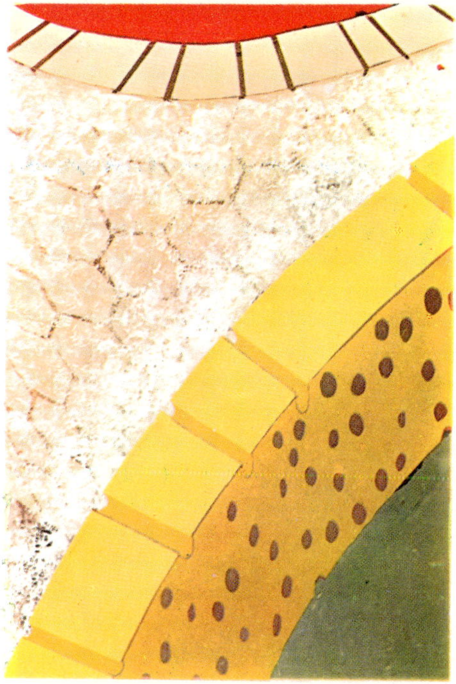

Abb. 47. Abgabe des (exzitatorischen) Überträgerstoffes (Transmitter) in den synaptischen Spalt.

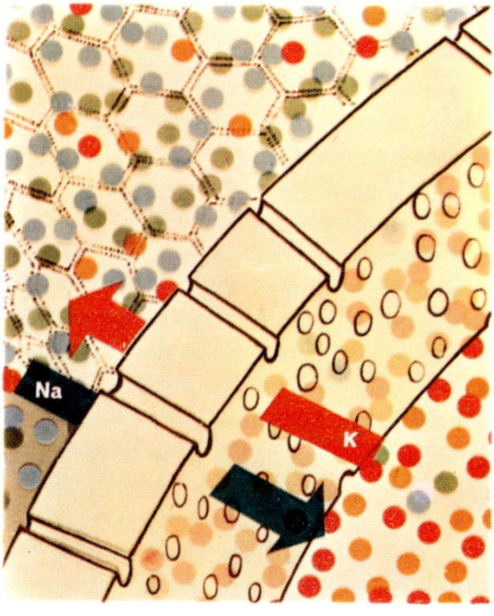

Abb. 48. Ionen-Austausch durch die postsynaptische Membran einer exzitatorischen Synapse.

Dadurch, daß die Durchlässigkeit der Membran sich nur örtlich sehr begrenzt verändert, treten kleine Ströme im Bereich der subsynaptischen Membran auf (ihre Richtung ist in Abbildung 49 wiedergegeben). Sie breiten sich von der Stelle, wo die örtliche Permeabilitätsänderung auftrat, immer weiter in die Umgebung aus. Die Registrierung zeigt, daß kleine Depolarisationen – Entladungen – der Membran auftreten. Diese werden exzitatorische postsynaptische Potentiale (EPSP) genannt und sehen den Rezeptorpotentialen sehr ähnlich. Sie lassen sich addieren und folgen *nicht* dem Alles-oder-Nichts-Prinzip. Wenn diese EPSPS über einen bestimmten Schwellenwert hinaus ansteigen, entsteht ein Aktionspotential in der motorischen Vorderhornzelle, und zwar an der Stelle, wo die Myelinscheide des Axons anfängt. Die Zelle entlädt sich also (was wir dadurch kennzeichnen, daß – in Abbildung 50 – Zellkörper und Axon rot gezeichnet sind). Diese Entladung pflanzt sich als Aktionspotential bis zu den Muskelfasern hin fort.

Wann treten nun Aktionspotentiale in der motorischen Vorderhornzelle auf? Dies kann auf zweierlei Weise geschehen: erstens, wenn hintereinander eine ganze Reihe von Aktionspotentialen in derselben afferenten Nervenfaser eintrifft und dadurch EPSPS auslöst, die im postsynaptischen Element addiert werden, so daß der endgültige Effekt zur Überschreitung des Schwellenwertes ausreicht. Wir sprechen dann von *zeitlicher Summation*, weil es sich dabei um eine zeitliche Aufeinanderfolge von Erregungen handelt, die über eine einzige afferente Nervenfaser die motorische Nervenzelle erreichen.

Zweitens: wenn zahlreiche Aktionspotentiale über viele verschiedene afferente Nervenfasern die motorische Vorderhornzelle erreichen, kann diese auch depolarisiert werden. Wir sprechen dann von einer *örtlichen Summation*, weil es sich um Erregungen handelt, die über verschiedene Axone an verschiedenen Stellen der motorischen Zelle ankommen. Die Erregung kann nur dann wirksam werden, wenn sie im postsynaptischen Element ein Aktionspotential auslöst.

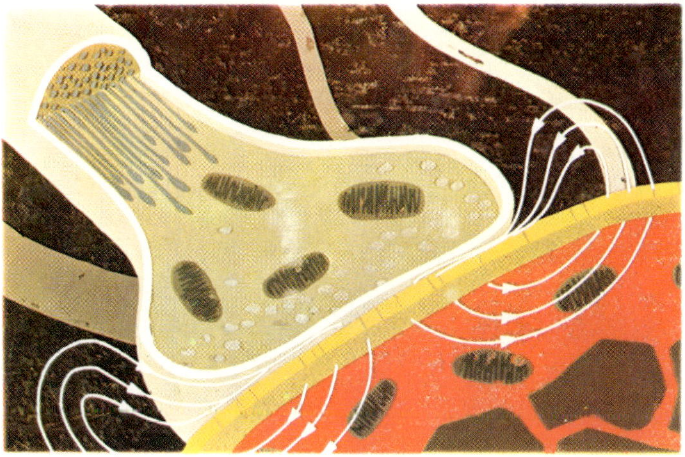

Abb. 49. Stromschleifen im Bereich der postsynaptischen Membran einer exzitatorischen Synapse (Erregung : *rot*).

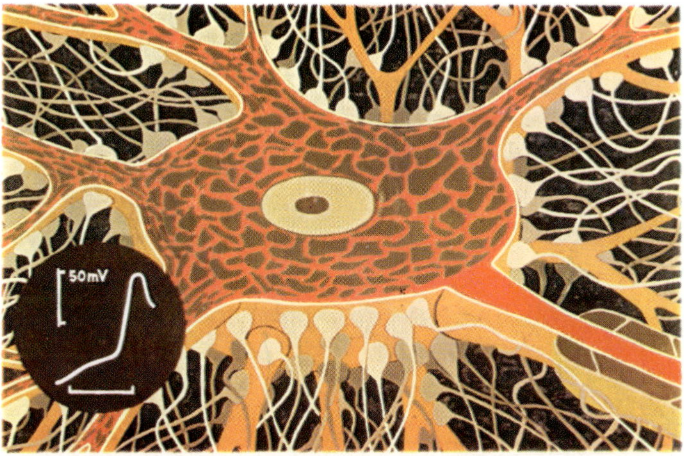

Abb. 50. Depolarisation der Motorischen Vorderhornzelle und Auslösung eines Aktionspotentials im Anfangsteil des Neuriten. Unten links: EPSP mit aufgesetztem Aktionspotential.

Hemmung durch einen Überträgerstoff (Transmitter)

Um die Hemmung in der Synapse untersuchen zu können, müssen wir die elektrischen Veränderungen betrachten, die in einer der motorischen Vorderhornzellen auftreten, welche die Streckmuskulatur des Oberschenkels innervieren. Diese Muskeln müssen erschlaffen, wenn der durch Reizung der Fußsohle ausgelöste Beuger-Reflex (vgl. S. 36 und 56) ungehindert und gleichmäßig ablaufen soll. Die Aktionspotentiale, die im präsynaptischen Teil der Synapse eintreffen – in diesem Fall an einer inhibitorischen oder hemmenden Synapse – unterscheiden sich nicht von denen, welche eine Erregung verursachen. (Zur Verdeutlichung sind die hemmenden Endigungen *blau* gezeichnet.) Auch hier handelt es sich also um Aktionspotentiale, die an den letzten Verästelungen der präsynaptischen Fasern steckenbleiben. Der einzige Unterschied liegt darin, daß ein Transmitter oder Überträgerstoff anderer Art freigesetzt wird: ein inhibitorischer oder hemmender Überträgerstoff. Dieser Stoff ändert örtlich die Durchlässigkeit der postsynaptischen Membran, und zwar in diesem Falle so, daß besonders die Permeabilität für Kalium- und Chlorionen zunimmt. Die Ionenverschiebungen sind infolgedessen denen bei der Erregung auftretenden entgegengesetzt (wie es durch blaue und rote Pfeile in

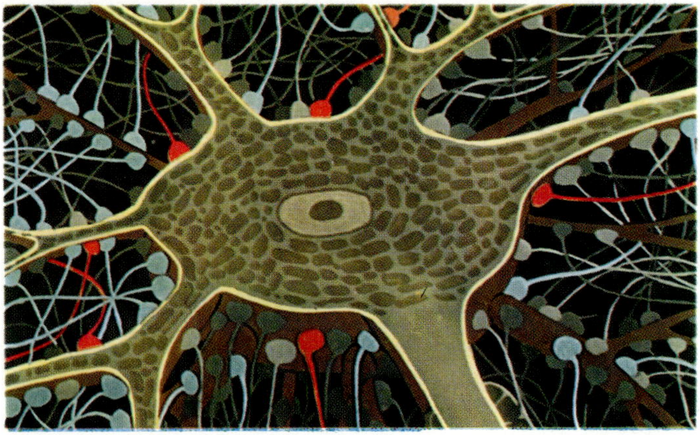

Abb. 51. Aktivität inhibitorischer Synapsen an einer Motorischen Vorderhornzelle (Hemmung: *blau*).

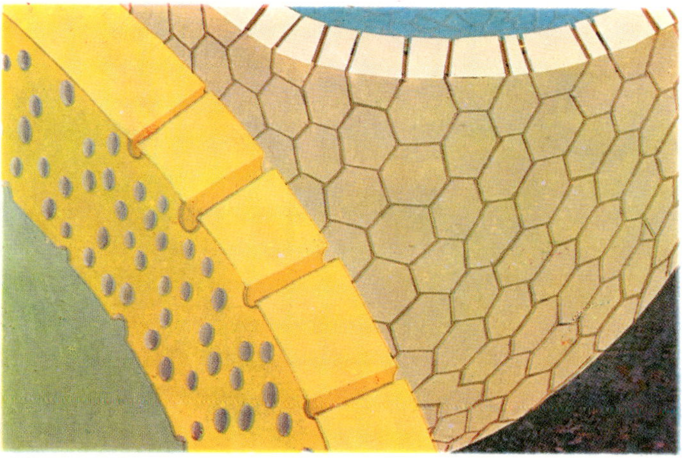

Abb. 52. Der synaptische Spalt einer inhibitorischen Synapse.

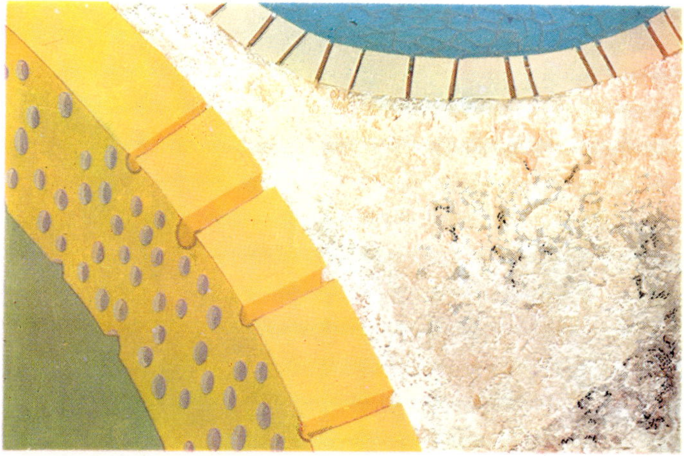

Abb. 53. Der synaptische Spalt bei Abgabe des inhibitorischen Überträgerstoffes (Transmitter).

den Abbildungen 55 und 56 dargestellt ist). Auch hier treten kleine synaptische Ströme auf, die zwischen den aktivierten und den nicht-aktivierten Teilen der postsynaptischen Membran fließen (Abbildung 54).

Hemmung: Inhibitorische Potentiale

Die Potentiale, die mit Hilfe einer sehr dünnen, in den Zellkörper einer motorischen Vorderhornzelle eingestochenen Elektrode registriert werden können, haben im Vergleich mit den EPSPS entgegengesetztes Vorzeichen. Sie werden *inhibitorische postsynaptische Potentiale* (IPSP) genannt.
Da das Ruhepotential der Membran (innen) negativ ist (–60 mV) bedeutet dies eine Zunahme des Membranpotentials, d.h., daß es (innen) stärker negativ wird, von –60 mV z.B. auf –65 mV ansteigt. Die Membran wird also nicht entladen, sodern stärker aufgeladen: es erfolgt eine *Hyperpolarisation.* Diese Erscheinung kann demnach niemals ein Aktionspotential auslösen, weil dazu die Membran depolarisiert oder entladen werden müßte. Es ist nun leicht vorstellbar, daß (lokale) kleine Hyperpolarisationen gleich große Depolarisationen ausgleichen können. Die Gesamtsumme der Depolarisationen – der Erregung – muß also immer größer sein als die Summe der Hyperpolarisationen – der Hemmung –, damit Aktionspotentiale im postsynaptischen Neuron auftreten können. Das Neuron selbst wirkt dabei gewissermaßen als eine kleine Addiermaschine.

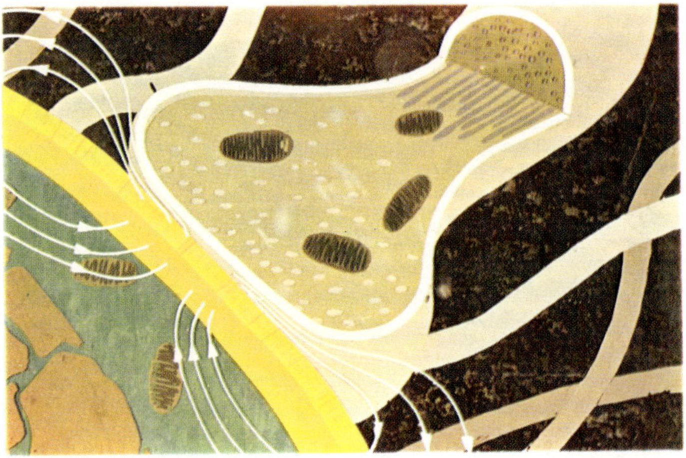

Abb. 54. Stromschleifen im Bereich der postsynaptischen Membran einer inhibitorischen Synapse.

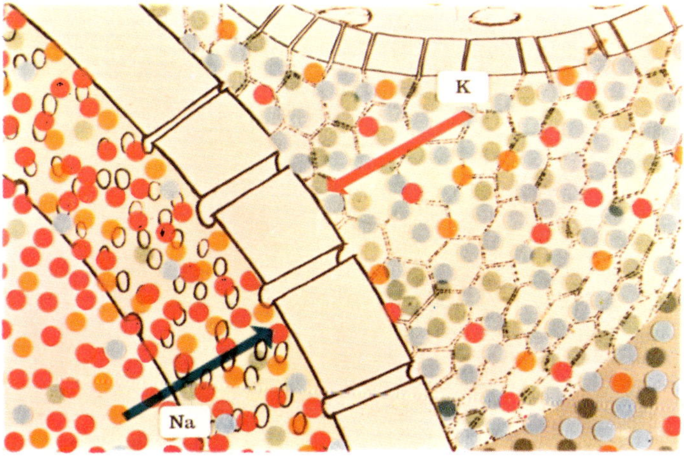

Abb. 55. Anfangsstadium der Ionen-Verschiebungen, die der Hemmung (Hyperpolarisation) entsprechen.

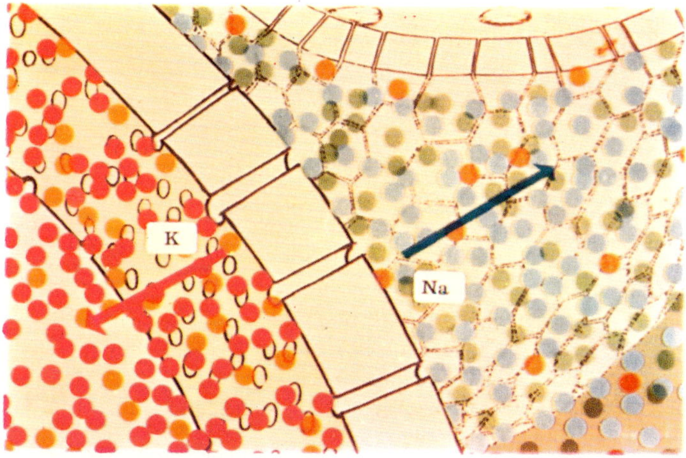

Abb. 56. Ionen-Verteilung während des Maximums der Hemmung (Hyperpolarisation). Die Chlor-Ionen sowie die übrigen beteiligten Ionen sind nicht besonders gekennzeichnet (die der Hemmung entsprechenden Ionen-Bewegungen sind in Wirklichkeit komplizierter als das Schema erkennen läßt).

Die Nervenzelle: eine mikroskopisch kleine Rechenmaschine

Sehr viele Axone treten mit einer einzigen motorischen Vorderhornzelle in synaptischen Kontakt. Ein Teil dieser präsynaptischen Fasern erzeugt Erregungspotentiale, viele andere hingegen lösen Hemmungspotentiale aus. Die motorische Nervenzelle addiert die Erregungspotentiale, subtrahiert von dieser Summe die Hemmungspotentiale, und wenn die verbleibende Summe ein Überschreiten des Schwellenwertes ergibt, 'feuert' das Axon der motorischen Zelle, d.h. es sendet ein Aktionspotential oder mehrere zum Muskel.

Die Nervenzellen und -fasern in der grauen Substanz des Rückenmarks lassen sich in zwei Gruppen einteilen, nämlich in Zellen, die eine Erregung bewirken, indem sie exzitatorische Transmitter abgeben und solche, die für die Hemmung sorgen, indem sie hemmende oder inhibitorische Transmitter produzieren. Es hat sich herausgestellt, daß eine große Zahl von kleinen Schaltzellen im Rückenmark eine inhibitorische Funktion zeigt. Die hemmenden Schaltzellen werden selbst von erregend wirkenden Nervenzellen zur Aktivität angeregt. Es handelt sich hier meist um Endigungen von afferenten Nervenfasern, die Erregungen von der Peripherie her, von den Rezeptoren heranführen. Es handelt sich hier immer um exzitatorische Erregungen. Es können natürlich auch Nervenfasern sein, die von Stationen im Hirnstamm oder von der Großhirnrinde ihren Einfluß auf die Schaltzellen ausüben.

Zusammenfassend können wir sagen, daß zwei Prozesse für die synaptische Aktivität jeder Nervenzelle entscheidend sind: Die *Erregung* und die *Hemmung*. Beide sind durch einen jeweils ganz charakteristischen Typ von elektrischen Erscheinungen gekennzeichnet, die sich durch entgegengesetztes Vorzeichen unterscheiden. Die funktionelle Grundlage dieser zwei Gruppen von Erscheinungen sind die Transmitter-Substanzen, die entweder erregende oder hemmende Wirkung haben.

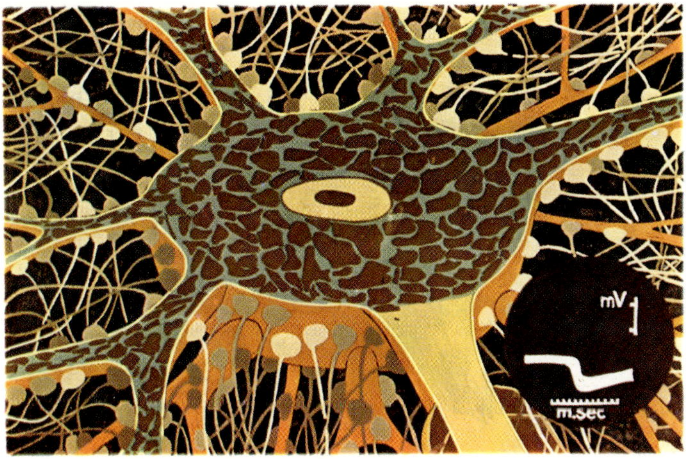

Abb. 57. Die Inhibitorischen postsynaptischen Potentiale (IPSPS) bewirken eine Hyperpolarisation der gesamten Membran des Neurons, so daß im Neuriten kein Aktionspotential entstehen kann. Rechts unten: ein IPSP.

Die Erregungsübertragung vom Nerven auf den Muskel

Die Erregungsübertragung von dem motorischen oder efferenten Nerven auf den Muskel und dessen anschließende Kontraktion lassen sich nur dann verstehen, wenn wir uns zunächst mit dem makroskopischen und mikroskopischen Bau des Muskels beschäftigen.

Die Muskeln bestehen aus nebeneinander liegenden Muskelfaserbündeln, die von Bindegewebe umhüllt und miteinander verbunden sind. Dicke Bündel von Muskelfasern sind von einer sehr starken Bindegewebsschicht umgeben; von dieser gehen Bindegewebs-Septen (Trennschichten) aus, die kleinere Muskelfaserbündel umhüllen, und schließlich wird jede Muskelfaser von einer eigenen Bindegewebsmembran umgeben.

Abbildung 58 zeigt den Querschnitt eines Muskels. Sieben Muskelfasern ragen aus dem linken Teil des Querschnitts hervor. Die Abbildung 59 zeigt diese in einer stärkeren Vergrößerung: eine Faser ist aufgeschnitten, damit man auch die innere Struktur sehen kann. Die weißen Fädchen sind die letzten Verästelungen des motorischen Nerven. Jede Muskelfaser ist eigentlich eine einzige langgestreckte zylindrische Zelle, die eine Länge von 10 bis 12 cm erreichen kann. Ihr Durchmesser beträgt nur 10 bis 100 μ. Jede Faser enthält mehrere Kerne, die im allgemeinen in der äußersten Randzone des *Sarkoplasmas* (Cytoplasma der Muskelzelle) liegen. Durch das Mikroskop sieht man, daß die Muskelfaser eine große Anzahl sehr dünner Fasern enthält: die *Muskelfibrillen*. Diese bilden die eigentlichen kontraktilen Elemente des Muskelgewebes. Wenn man die sehr starken Vergrößerungen des Elektronenmikroskops benutzt (mehr als 100000 fach), dann stellt sich heraus, daß diese dünnen Fasern aus Filamenten aufgebaut sind, und zwar aus:

a. dicken Filamenten, die aus dem Protein (Eiweiß) *Myosin* bestehen, und
b. dünnen Filamenten, die aus dem Protein *Aktin* bestehen.

Die Aktin- und die Myosinfilamente liegen sehr regelmäßig parallel nebeneinander, etwas überlappend angeordnet, als seien ihre Reihen etwas ineinander geschoben. Die dicken Myosinfilamente werden (im Querschnitt) von sechs dünnen Aktinfilamenten umgeben. Die Länge eines Aktinfilamentes beträgt etwa 1 μ, während ein Myosinfilament etwa 1,5 μ lang ist.

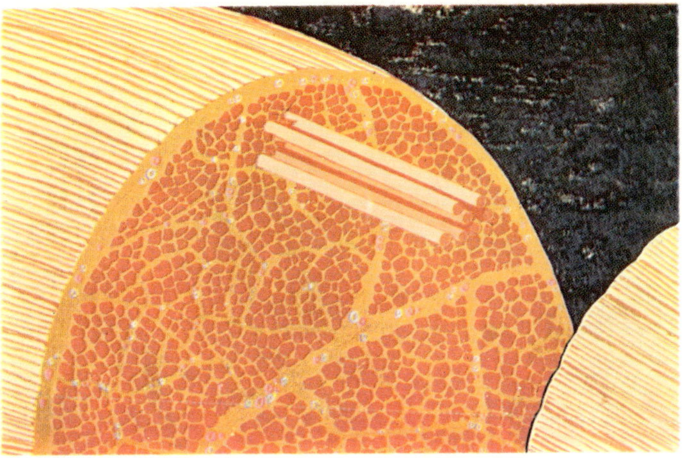

Abb. 58. Querschnitt durch einen quergestreiften Skeletmuskel.

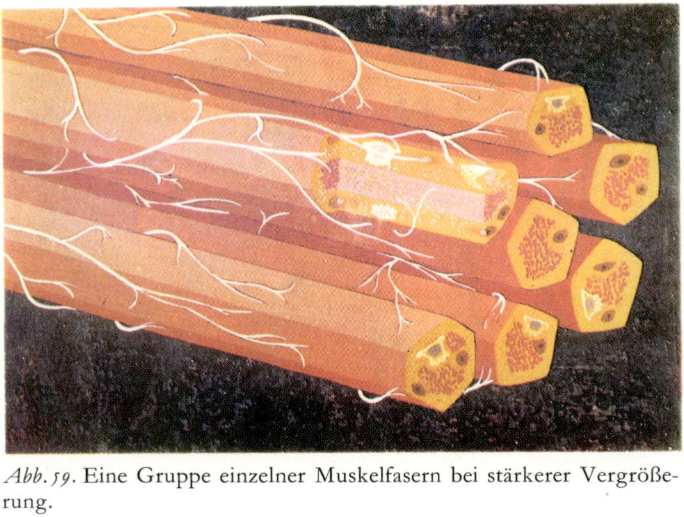

Abb. 59. Eine Gruppe einzelner Muskelfasern bei stärkerer Vergrößerung.

Elektronenmikroskopische Untersuchung der Muskelfaser

Die ultramikroskopische Untersuchung der Muskelfibrillen hat auch zu der Entdeckung einer Anzahl anderer Eigenschaften geführt. In der Mitte der Aktinfilamente verläuft quer zu ihrer Längsrichtung die sogenannte Z-Membran. Die Aktinfilamente reichen von dieser Z-Membran aus nach beiden Seiten hin bis zwischen die Zonen der Myosinfilamente. Den zwischen zwei Z-Membranen befindlichen Teil der Muskelfibrille bezeichnet man als *Sarkomer*.

Weiterhin lassen sich noch unterscheiden: eine A-Zone, d.h. der Teil jedes Sarkomers, in dem sich sowohl Aktin- wie Myosinfilamente befinden, und daneben die I-Zone, in der sich ausschließlich Aktinfilamente befinden. Es sind eben diese Strukturunterschiede, die den Muskeln ihre typische Querstreifung verleihen. Die A-Zonen sehen durch das Mikroskop viel dunkler aus als die I-Zonen. Außerdem unterscheiden wir noch den sogenannten H-Streifen, einen etwas helleren Bereich in der Mitte der A-Zone.

Die Abbildungen 60 a-b-c zeigen den Unterschied zwischen einer Muskelfibrille im Zustand der Erschlaffung und im Zustand der Kontraktion. Die Aktin- und Myosinfilamente sind im kontrahierten Zustand mehr ineinandergeschoben.

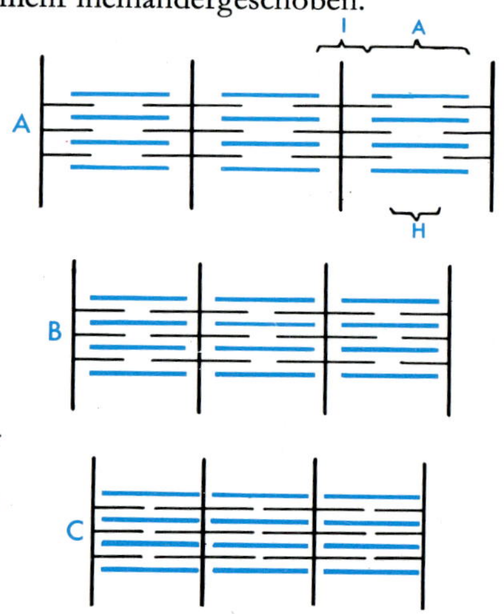

Abb. 60. Veränderung der molekularen Feinstruktur der Myofibrillen während der Kontraktion. A, Zustand der Erschlaffung; B, geringe Kontraktion; C, stärkste Kontraktion.

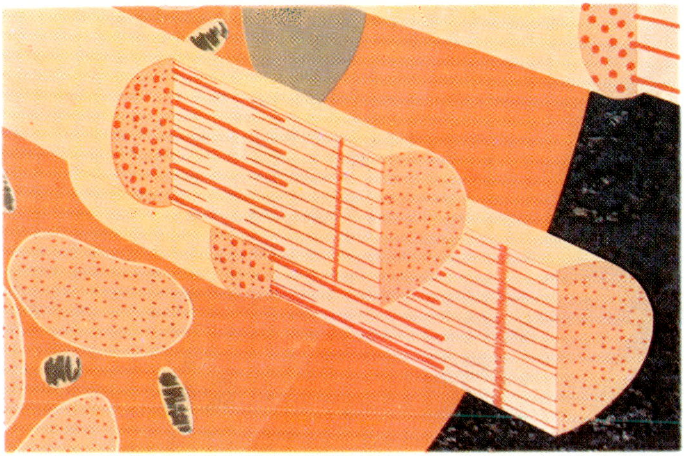

Abb. 61. Molekulare Feinstruktur der Muskelfibrillen.

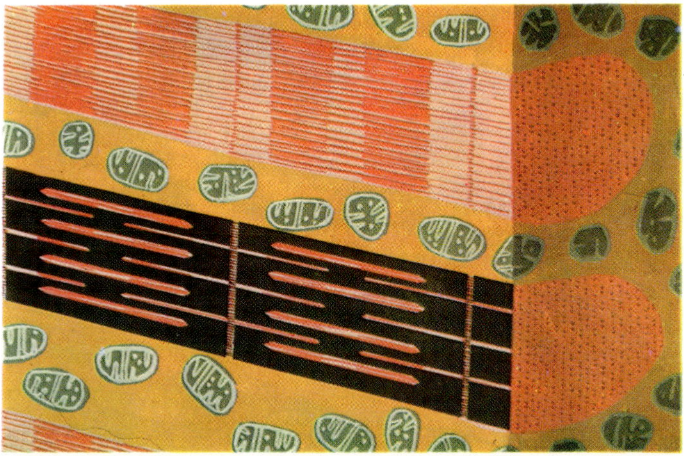

Abb. 62. Die Querstreifung der Muskelfasern wird durch die regelmäßige Anordnung der Aktin- und Myosin-Fadenmoleküle hervorgerufen.

Die Motorische Endplatte (neuro-muskuläre Synapse)

Nachdem wir etwas mehr über den feineren Bau des Muskels in Erfahrung gebracht haben, können wir als den nächsten Schritt die Verbindung zwischen dem motorischen Nerven und den Muskelfasern betrachten. Die feinen Ausläufer des motorischen Nerven treten mit den Muskelfasern in der motorischen Endplatte in Kontakt. Diese wird auch neuromuskuläre (d.h. Nervenfaser/Muskelfaser-) Synapse genannt. Sie wird einerseits durch das trichterförmige nackte Ende der Verästelungen des motorischen Nerven gebildet (das ist der präsynaptische Teil der motorischen Endplatte), und andererseits durch den in Falten liegenden Teil des *Sarkolemms* (das ist der postsynaptische Teil der motorischen Endplatte). Das Sarkolemm ist die Membran, welche die Muskelfaser umschließt. Diese Bauweise ermöglicht eine sehr wirksame Erregungsübertragung, besonders infolge der stark vergrößerten Oberfläche. Eine motorische Nervenzelle verzweigt sich gewöhnlich zu einer großen Anzahl von Verästelungen, von deren Endigungen jede den präsynaptischen Teil einer motorischen Endplatte bildet, so daß *eine* Nervenfaser viele Muskelfasern innerviert. Es gibt etwa 150 mal so viele Muskelfasern wie motorische Nervenfasern. Eine motorische Nervenfaser bildet mit den zugehörigen Muskelfasern eine *motorische Einheit*. Die untere Abbildung (64) ist eine starke Vergrößerung eines Ausschnittes der oberen (Abb. 63). Die auffälligsten Strukturen sind die kleinen Bläschen, die sich im präsynaptischen Teil der motorischen Endplatte befinden. Das Axonende ist also auch hier mit den synaptischen Bläschen angefüllt, die den Transmitter enthalten, der dafür sorgt, daß die Erregung vom Axon auf den postsynaptischen Teil der Muskelfaser übergehen kann. Die Bläschen sind praktisch die gleichen, denen wir schon im präsynaptischen Teil der exzitatorischen Synapse begegnet sind. Die chemische Zusammensetzung der Transmitter-Substanz ist hier, bei der neuromuskulären Synapse, sehr gut bekannt: die Bläschen enthalten Azetylcholin.

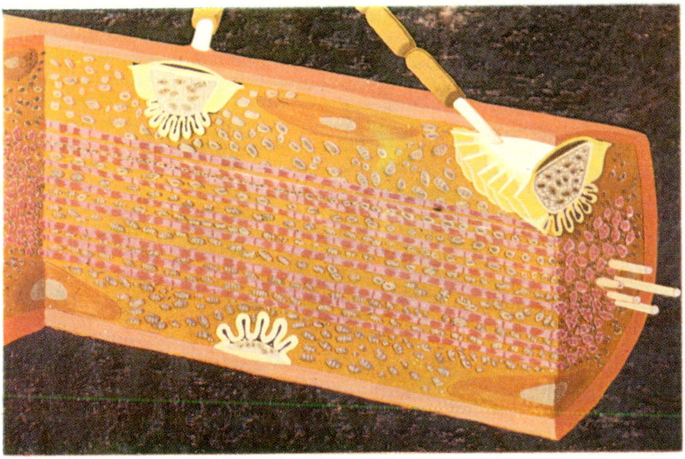

Abb. 63. Struktur der Motorischen Endplatte (neuromuskulären Synapse). (In Wirklichkeit liegen die Endplatten nie so dicht beieinander, wie hier der Veranschaulichung wegen gezeichnet, oft hat die einzelne Muskelfaser auch nur eine Endplatte.)

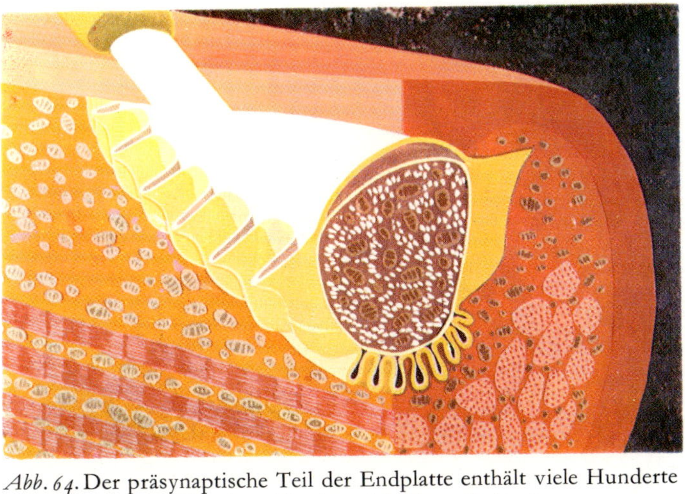

Abb. 64. Der präsynaptische Teil der Endplatte enthält viele Hunderte von synaptischen Bläschen (die Acetylcholin enthalten).

Muskelpotentiale

Auch bezüglich der Muskelfasern wurde festgestellt, daß diese ein Ruhepotential von 70-90 mV aufweisen. Wie bei den Nervenfasern ist die Innenseite negativ gegenüber der Außenseite. Das Ruhepotential entsteht gleichfalls als Folge der ungleichen Ionenkonzentrationen an der Innen- und der Außenseite der Muskelfasermembran. Prozesse, die denen in der Nervenfaser analog sind, sind dafür verantwortlich.

Wird der zu einem Muskel gehörige Nerv gereizt, so läßt sich in der motorischen Endplatte eine kleine Änderung des Ruhepotentials beobachten. Jeder Nervenimpuls ergibt eine kleine Depolarisation oder Entladung der postsynaptischen Membran. Dies ist das gleiche Phänomen, dem wir bei der exzitatorischen Synapse schon begegnet sind. Und was mit EPSP (= *exzitatorischem postsynaptischem Potential*) bezeichnet wurde, wird hier EPP, das heißt *Endplattenpotential*, genannt. Ganz analog gilt auch hier: wenn die Depolarisation der Membran einen bestimmten kritischen Wert erreicht hat, wird ein Aktionspotential in der Muskelfaser erzeugt, das mit einer völligen Depolarisation der Muskelfasermembran einhergeht. Wie die Nervenfasern, reagieren auch die Muskelfasern entsprechend dem Alles-oder-Nichts-Gesetz. Die EPPs erzeugen ein Aktionspotential, das als *Muskelaktionspotential* bezeichnet wird. Übermittler der Erregung vom Nerven zum Muskel ist das *Azetylcholin*, das aus dem präsynaptischen Teil freigesetzt wird und in den Spalt zwischen präsynaptischem und postsynaptischem Teil der motorischen Endplatte gelangt. Dadurch ändert sich die Durchlässigkeit für Ionen, die Permeabilität der postsynaptischen Membran. Natriumionen treten in die Muskelfaser ein und Kaliumionen gehen heraus. Es spielt hier aber noch ein anderes Ion eine wichtige Rolle: das Calcium. Dieses wirkt gleichfalls im Sinne der Erregung: während des Muskelaktionspotentials tritt es von außen her in den Bereich der kontraktilen Elemente der Muskelfaser ein.

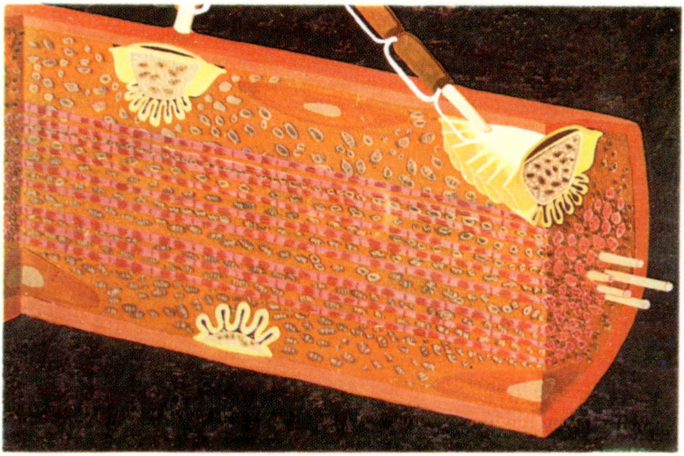

Abb. 65. Aktionspotentiale gelangen über die motorischen Nervenfasern zu der Motorischen Endplatte.

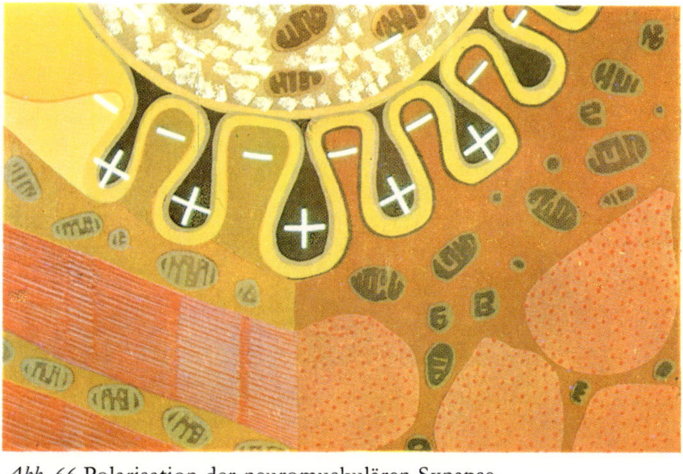

Abb. 66. Polarisation der neuromuskulären Synapse.

Vom Muskelaktionspotential zur Muskelkontraktion

Das Muskelaktionspotential gibt den Anstoß für eine chemische Reaktion in der Muskelfaser, bei der das Azetylcholin gewissermaßen als Initialzündung für die Muskel-Kraftmaschine wirkt. Kaliumionen treten aus der Muskelfaser heraus, und Natrium- und Calciumionen strömen hinein. Die Erhöhung der Calciumionenkonzentration fördert das Eintreten einer Reaktion, bei welcher der Stoff Adenosintriphosphorsäure (ATP) in Adenosindiphosphorsäure (ADP) und Phosphorsäure gespalten wird: ATP = ADP + P + Energie. Bei dieser Reaktion wird Energie frei. Die freigesetzte Energie wird vor allem zur Verkürzung des Aktomyosinsystems benutzt, d.h. die Aktinfilamente schieben sich weiter zwischen die Myosinfilamente vor. ATP ist als universeller Energielieferant in allen Körperzellen zu betrachten.

Die Bedeutung des Aktionspotentials ist hier also noch eine andere als im Nerven. Im Nerven überbringt das Aktionspotential ein Signal und ist damit ein reiner Informationsträger. In der Muskelfaser entspricht die funktionelle Aktivität nicht nur einer Signal- oder Informationsübertragung, sondern außerdem der Auslösung der Kontraktion, der Zusammenziehung der Muskelfaser. Die freigewordene chemische Energie wird von dem Muskel in mechanische Energie umgesetzt.

Es gibt Stoffe, welche die Wirkung des Azetylcholins hemmen. Wenn man diese Stoffe auf künstlichem Wege zuführt, hemmen sie auch die Erregungsübertragung. Außerdem tritt eine mit dem Endplattenpotential identische lokale Depolarisation auf, wenn eine sehr geringe Menge Azetylcholin auf die motorische Endplatte gebracht wird. Handelt es sich um eine etwas größere Menge, so nimmt das Endplattenpotential zu, und es kann sogar ein Muskelaktionspotential ausgelöst werden. Bei geringen Konzentrationen von Azetylcholin ist die Größe der auftretenden Depolarisation der Konzentration direkt proportional.

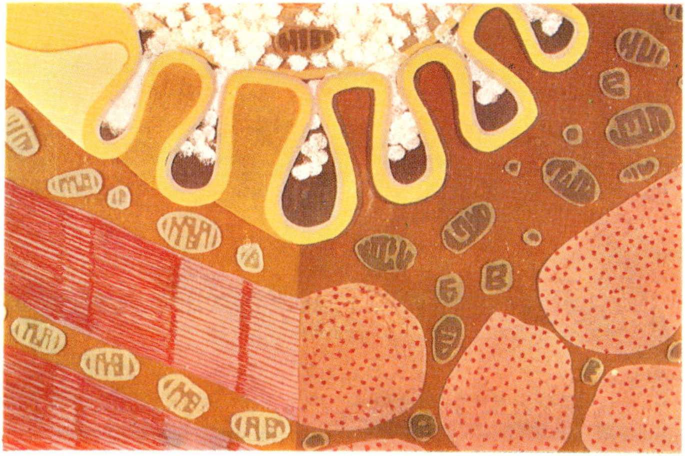

Abb. 67. Acetylcholin wird freigesetzt und gelangt in den synaptischen Spalt.

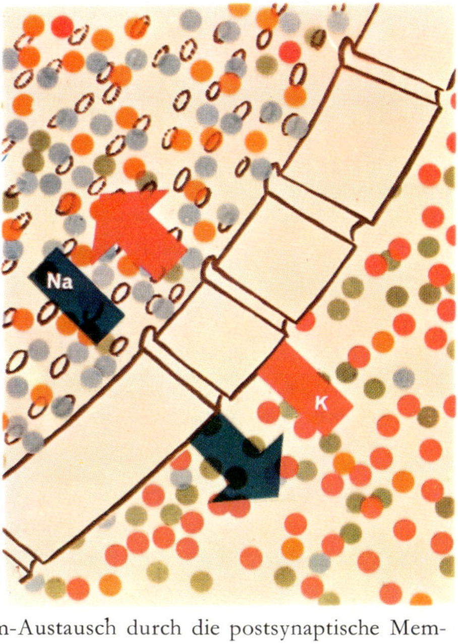

Abb. 68. Kalium-Natrium-Austausch durch die postsynaptische Membran.

Der einfachste Schaltkreis im (somatischen) Nervensystem besteht aus einer afferenten und einer efferenten Nervenzelle, die mit dem Rückenmark als Schaltstelle und Durchgangsstation einen Reflexbogen bilden. Die Kenntnis von morphologischer Struktur und funktionellem Verhalten bei einer solchen Reflex-Schaltung trug wesentlich dazu bei, ein Konzept von der Art der Schaltungen (von der « Verdrahtung») im Nervensystem zu gewinnen. Diese Schaltverbindungen werden durch die Neuriten (langen Fortsätze) und Dendriten (kurzen, stark verzweigten Fortsätze) der Nervenzellen hergestellt. Die Milliarden von Nervenzellen entwickeln eine unvorstellbar große Zahl von Schaltverbindungen untereinander. Viele Schaltkreise von recht komplexer Art können wir unmöglich in allen Teilverbindungen verfolgen. Dennoch soll eine genauere Analyse der Teilvorgänge uns dahin führen, hinsichtlich einer Reihe wesentlicher Probleme Einblick in die grundsätzlichen funktionellen Möglichkeiten komplexer neuronaler Netzwerke zu gewinnen. Dies ist sicher eine der wichtigsten Aufgaben, die sich die moderne Physiologie gestellt hat. Die Informationsmengen (von vielen Milliarden bits), die jeden Tag in unser Nervensystem gelangen, müssen einer kritischen Auswahl (« Filterung») unterworfen, zugeordnet und – zum Teil – gespeichert werden. Die Entscheidung, welche Schaltkreise durch afferente Information aktiviert werden, muß durch außerordentlich präzise eingestellte Schaltmechanismen determiniert sein.

Einige neurologische und psychiatrische Krankheitsbilder lassen sich als Folgeerscheinung von Störungen dieser Schaltverbindungen im neuronalen Netzwerk interpretieren.

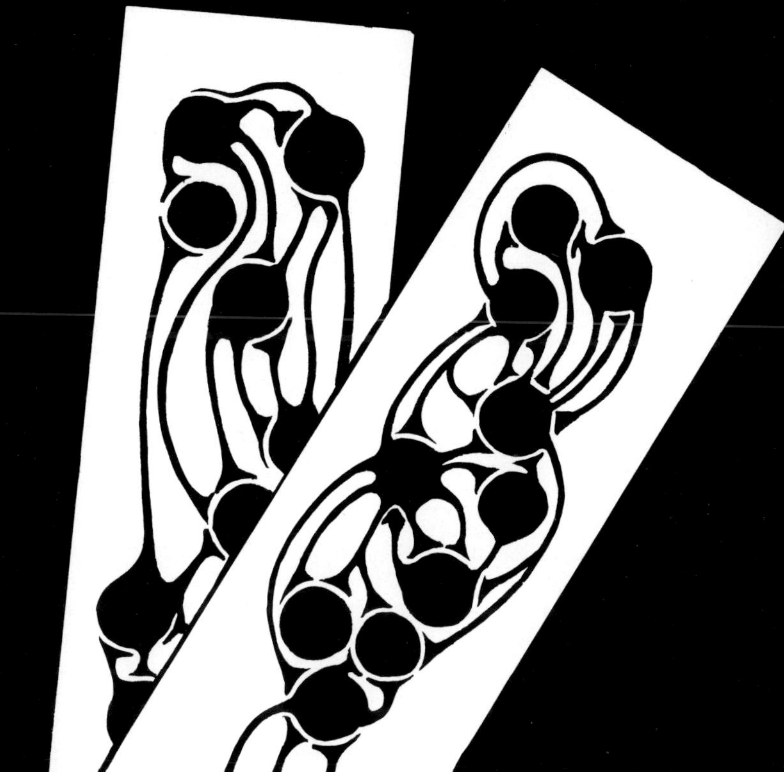

3. Neuronale Schaltkreise

Die Bedeutung der Hemmung für die neuronale Integration

Bei den Vertebraten (Wirbeltiere und Mensch) finden die Hemmungsprozesse in aller Regel im Rückenmark und in den anderen Teilen des zentralen Nervensystems statt. Für die quergestreiften Muskeln gibt es keine periphere, sondern ausschließlich eine zentrale Hemmung. Allerdings ist es klar, daß ein Neuron zunächst erregt sein muß, damit Hemmungsvorgänge an ihm erkennbar werden oder damit es andere Neurone hemmen kann. Auch die Hemmungsmechanismen sind aktive Prozesse. Sie werden in ganz ähnlicher Weise in Gang gesetzt wie die exzitatorischen Mechanismen, nämlich auch durch Aktionspotentiale gleicher Amplitude und gleicher Dauer, die in den präsynaptischen Elementen auftreten. Eine Hemmung im Rückenmark oder in den anderen Teilen des Nervensystems kann die Folge afferenter Erregungen aus der Peripherie sein, aber eine ebenso große Rolle spielen dabei Erregungen aus den verschiedenen Teilen des Zentralnervensystems selbst.

Der Unterschied zwischen Erregung und Hemmung ist eine Funktion der Schaltstellen der Neurone. Ist irgendwo in der Neuronenkette eine hemmende Schaltzelle eingefügt, so wird hier der endgültige Effekt eine Hemmung sein.

Hemmung einer motorischen Vorderhornzelle kann entweder durch Verringerung der Erregbarkeit dieser Zelle oder durch eine Reduktion der exzitatorischen afferenten Signale zustandekommen. Wenn aber eine hemmende Schaltzelle nicht aktiviert, sondern von einer anderen hemmenden Schaltzelle gehemmt wird, so kann die zuerst genannte Hemmung ausgeschaltet werden, wodurch eine zugehörige motorische Vorderhornzelle dann erregbarer wird; so führt ‘doppelte Hemmung’ zu einer paradoxen Reaktion: Bahnung (Steigerung der Erregbarkeit). Die zusätzlichen funktionellen Möglichkeiten, die sich auf diese Weise durch Interferenz von Hemmungsmechanismen ergeben, können alle auf die spezifischen Schaltverbindungen der neuronalen Systeme zurückgeführt werden.

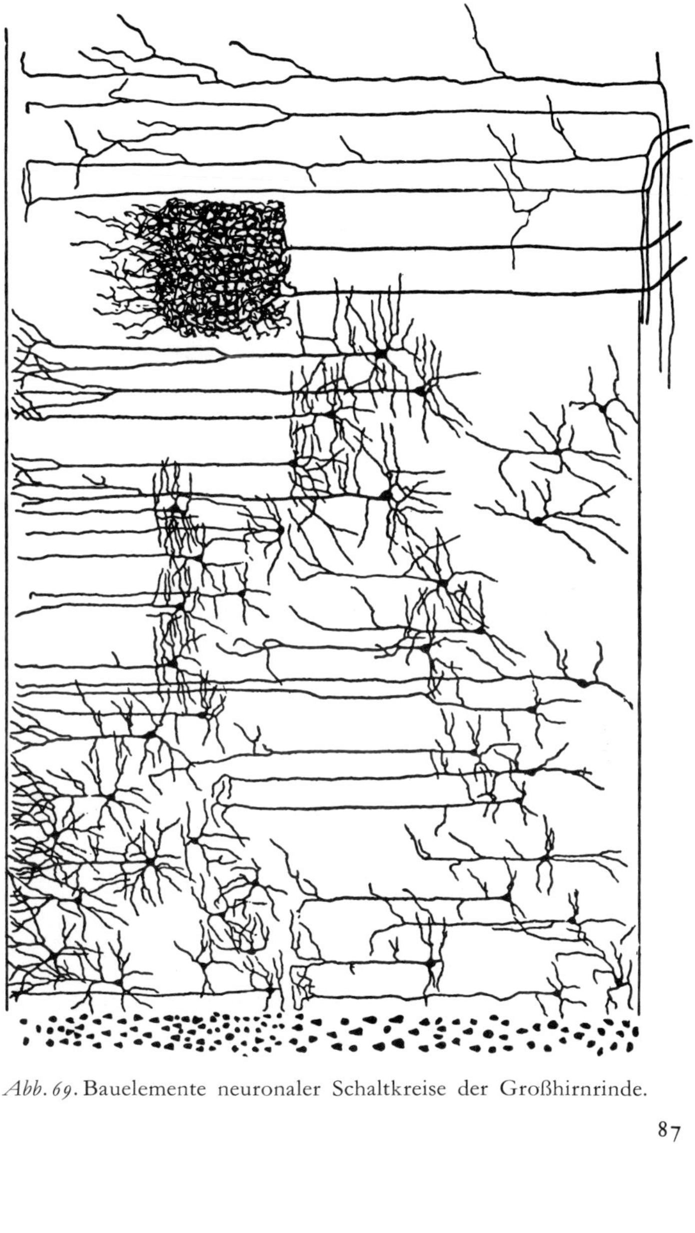

Abb. 69. Bauelemente neuronaler Schaltkreise der Großhirnrinde.

Die antidrome Hemmung und ihre steuernde Funktion

Struktur und Funktion der neuronalen Schaltkreise lassen sich am besten im Rückenmark untersuchen, wo mit Hilfe physiologischer Mikromethoden die Hemmungsmechanismen analysiert werden konnten. Die antidrome Hemmung ist ein Beispiel für ein einfaches, aber biologisch äußerst sinnvoll wirkendes Schaltsystem, ein schönes Beispiel eines kybernetischen Systems, eines Regelkreises. Nach dem amerikanischen Neurophysiologen *Renshaw*, der viel zu unserer Kenntnis der Physiologie des Nervensystems beigetragen hat, wird dieses System benannt. Die erregten motorischen Vorderhornzellen senden nicht nur Aktionspotentiale durch ihren Hauptneuriten, die zur Erregung der quergestreiften Muskeln führen, sondern auch durch kleine kollaterale Nervenfasern, die nur innerhalb der grauen Substanz im Rückenmark liegen. Die letzten Verästelungen dieser Kollateralen treten u.a. in Kontakt mit den im Vorderhorn liegenden hemmenden Schaltzellen, die dann auf die motorischen Vorderhornzellen hemmend einwirken. Wenn die Impulsfrequenz der Vorderhornzellen zu hoch wird, kann auf diese Weise ihre Aktivität gehemmt werden. An den Endigungen des langen Neuriten des Motoneurons (in der neuromuskulären Synapse) und bei der Erregungsübertragung von den Kollateralen auf die hemmenden Schaltzellen wird Azetylcholin freigesetzt. Die Erregungsübertragung von der hemmenden Schaltzelle auf die motorische Vorderhornzelle erfolgt durch eine hemmende Neurotransmitter-Substanz. Der hemmende Effekt dieser Schaltzellen dauert viel länger an als die gewöhnliche postsynaptische Hemmung; man hat Zeiten von 50 bis 75 Millisekunden gemessen. Technisch wie neurophysiologisch entspricht ein solches System den Grundprinzipien eines kybernetischen Modells. Durch negative Rückkoppelung bewirkt die rückgeführte Information, daß ein bestimmter Maximum-Wert der Erregung der motorischen Vorderhornzellen nicht überschritten wird. Die Signale im axonalen efferenten Teil des Systems regeln auf diese Weise die Erregbarkeit des ganzen Systems, so daß die Impulsfrequenz des Axons immer innerhalb ganz bestimmter, d.h. physiologischer Grenzen gehalten wird. Beim Ausschalten der antidromen Hemmung kommt es denn auch zu einem Krampfzustand des Muskels.

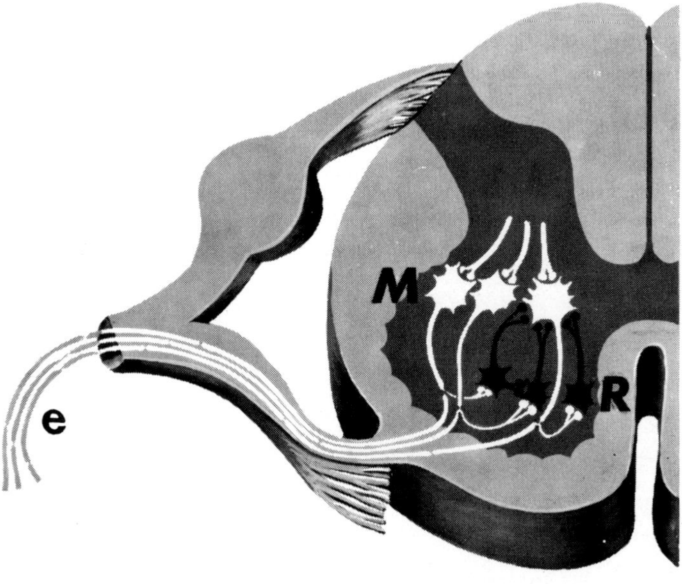

Abb. 70. Lokalisatorische Anordnung und Schaltverbindungen der Motorischen Vorderhornzellen (M) und inhibitorischen Schaltneurone vom Typ der Renshaw-Zellen (R), welche die antidrome Hemmung der Motoneurone bewirken. Durch die Vordere Wurzel gehen die motorischen Neuriten (e) zu den quergestreiften Skeletmuskeln.

Die präsynaptische Hemmung in einer axo-axonalen Synapse

Ein zweites Beispiel für einen hemmenden Neuronen-Schaltkreis zeigt uns der präsynaptische Hemmungsmechanismus, bei dem eine axo-axonale Synapse die entscheidende Rolle spielt. Zwei Synapsen befinden sich an der Nervenzelle dicht beieinander, eine axo-axonale und eine axo-dendritische oder axo-somatische. Die Aktionspotentiale in der axo-axonalen Synapse verringern das Membranpotential (Depolarisation mit exzitatorischer Wirkung) des präsynaptischen Elements der axo-dendritischen Synapse. Die hier im präsynaptischen Element ankommenden Aktionspotentiale weisen infolgedessen eine geringere Amplitude auf, wodurch relativ weniger von dem exzitatorischen Neurotransmitter neu freigesetzt wird. Der depolarisierende Effekt dieses zweiten Systems wird auf diese Weise geringer, wodurch nun die Aktionspotentialfrequenz der motorischen Vorderhornzelle herabgesetzt wird. Das postsynaptische Neuron wird also nicht direkt von der präsynaptischen Hemmung beeinflußt, wohl aber die Signale der afferenten Fasern. Man kann hier von einer selektiven Hemmung der Eingangsinformation des motorischen Systems sprechen, was natürlich eine ganz andere funktionelle Bedeutung hat als die antidrome Hemmung. Denn hier wird nur sehr selektiv eine begrenzte Anzahl der afferenten Fasern beim Übertragen der Erregung auf das postsynaptische Neuron gehemmt. Die Hemmung entsteht also durch doppelte Erregung: Die Depolarisation (durch EPSPS) einer präsynaptischen Endigung (dies ist also eine Erregung) vermindert das Freiwerden eines exzitatorischen Neurotransmitters. Die Depolarisation in der axo-axonalen Synapse reicht gerade aus, um die Amplitude des Aktionspotentials zu verkleinern, reicht aber nicht aus zur völligen Depolarisation der präsynaptischen Endigung der axodendritischen Synapse. Präsynaptische Hemmungsmechanismen wurden besonders im Rückenmark nachgewiesen. Die afferenten Erregungen beruhen vor allem auf Schmerzreizen, die auf die Haut einwirken. Diese lösen einen Beugerreflex aus, wobei alle Flexoren erregt und alle Extensoren gehemmt werden. Dabei wird in diesem Falle der Einfluß der Muskelspindeln und der Sehnenrezeptoren (der Proprioceptoren-Regelkreis) fast ganz ausgeschaltet.

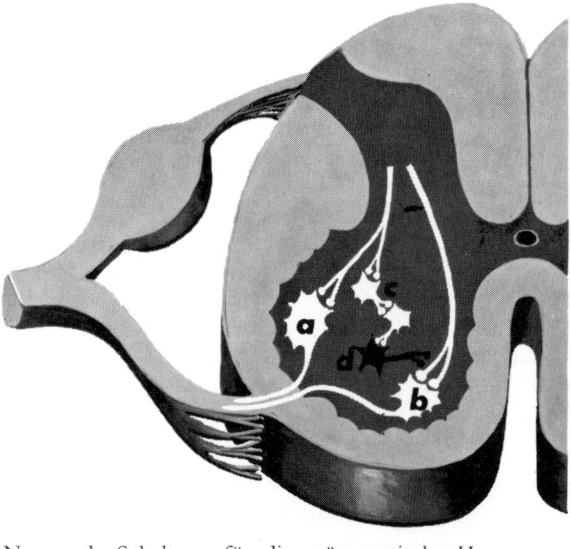

Abb. 71. Neuronale Schaltung für die präsynaptische Hemmung. a, b, Motorische Vorderhornzellen; c, exzitatorische Schaltneurone; d, Schaltzelle mit präsynaptischen inhibitorischen Endigungen an den afferenten Nervenfasern, welche ohne diesen Hemmungseinfluß die Motorische Vorderhornzelle (b) aktivieren würden.

Doppelte Hemmung verursacht Bahnung

Wie die Erregung eines exzitatorischen Mechanismus unter bestimmten Bedingungen Hemmung ergeben kann, so ist es auch möglich, daß Hemmung eines inhibitorischen Mechanismus zur Bahnung führt. Es spielen hier keine präsynaptischen, sondern ausschließlich postsynaptische Erscheinungen eine Rolle. Wenn die hemmende Schaltzelle eines inhibitorischen Schaltkreises durch eine andere hemmende Schaltzelle, die möglicherweise Teil eines ganz anderen Schaltkreises ist, gehemmt wird, dann fällt plötzlich ein Teil der Hemmung der motorischen Vorderhornzelle aus. Dadurch haben die Erregungsvorgänge nun eine größere Wirkung, und diese gesteigerte Erregbarkeit nennt man Bahnung. Der Begriff '*Enthemmung*' bedeutet Befreiung des Systems von einem Hemmungszustand.

Allein durch das Zusammenspiel der beiden Grundphänomene, Erregung und Hemmung, bestimmen die spezifischen neuronalen Schaltkreise den endgültigen motorischen Effekt.

Es gibt bis jetzt noch keine direkten pharmakologischen oder chemischen Hinweise auf die Zusammensetzung der hemmenden Transmitter-Substanzen. Doch sind einige Stoffe bekannt, die der postsynaptischen oder der präsynaptischen Hemmung entgegenwirken, was in vielen Fällen eine ungeordnete Erregung der motorischen Vorderhornzellen zur Folge hat.

Strychnin hemmt in sehr großem Umfang die postsynaptische Hemmung, hat aber keinen Effekt auf die präsynaptische. Sogar bei geringer Konzentration ist der Effekt so stark, daß jeder hemmende Einfluß auf das postsynaptische Neuron aufgehoben wird, so daß die normalen exzitatorischen Impulse ausreichen, so viele Aktionspotentiale zu erzeugen, daß der Muskel in einen Krampfzustand gerät. Der Strychnineffekt in dieser Form gilt ganz speziell für das Rückenmark. Tetanus-Toxin hat einen analogen Effekt. Weil die antidrome Hemmung ein postsynaptischer Mechanismus ist, wird diese auch durch Strychnin und Tetanus-Toxin beeinflußt. Die präsynaptische Hemmung wird durch diese Pharmaka nicht beeinflußt, wohl aber durch Pikrotoxin, einen Stoff, der als Gegengift bei Barbituratvergiftungen angewendet wird.

Die verschiedenartigen Wirkungen dieser Pharmaka sind ein eindringlicher Hinweis dafür, daß es mehr als eine hemmende Neurotransmitter-Substanz gibt.

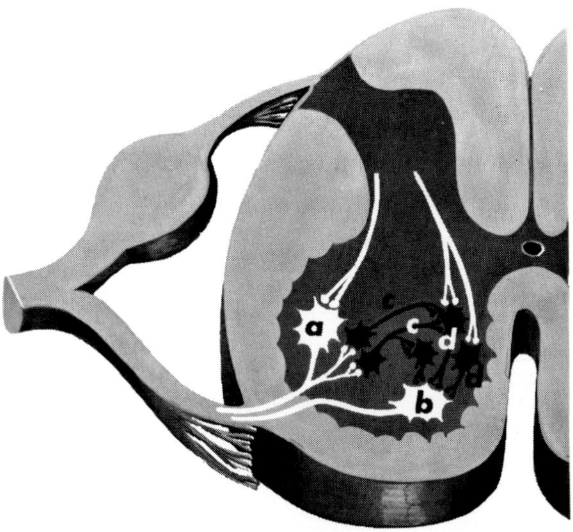

Abb. 72. Neuronale Schaltung im Rückenmark für die Enthemmung (Hemmung der Hemmung). a, b, Motorische Vorderhornzellen; c, d, inhibitorische Schaltneurone. Die Schaltneurone (c) hemmen die inhibitorischen Schaltzellen (d), so daß die Aktivität
rischen Vorderhornzelle (b) zunimmt (« Bahnung» durch « Enthemmung»).

Schaltmöglichkeiten für 15.000.000.000 Einheiten (Nervenzellen)

Während die schon erörterten neuronalen Schaltkreise des Rückenmarks noch relativ einfach erschienen, sind die Systeme des Gehirns, vor allem die der Rinde des Groß- und Kleinhirns, unermeßlich viel komplizierter. Die Milliarden Neurone in diesen Hirnabschnitten haben außerordentlich viel mehr Schaltmöglichkeiten, weil jede Nervenzelle mit Zehntausenden von anderen Neuronen synaptischen Kontakt haben kann. Der bekannte englische Neuroanatom *Young* hat das menschliche Gehirn mit einem Büro verglichen, das mehr Angestellte beschäftigt, als es in diesem Augenblick Menschen auf der Welt gibt. Über ungefähr zehn Millionen Telefondrähte (den zehn Millionen das Großhirn erreichenden sensiblen Nervenfasern vergleichbar) trifft die Information in codierter Form aus der Außenwelt in diesem weltumfassenden Büro ein. Es befinden sich hier 15 Milliarden Angestellte, Stenotypistinnen, Sekretärinnen usw. (von denen jede eine Nervenzelle vertritt). An jedem Arbeitstisch befindet sich eine Telefonzentrale, durch welche Nachrichten von außerhalb des Büros oder von einer anderen Abteilung die betreffende Person erreichen können. Jeder Angestellte verbringt denn auch den größten Teil seiner Zeit mit der Überbringung codierter Nachrichten an die Kollegen seiner eigenen Abteilung oder die der anderen Abteilungen. Die große Anzahl der hinausgehenden, mit der Außenwelt verbundenen Drähte sorgt dafür, genau so wie die motorischen Nerven, daß alle Pläne, d.h. motorischen Programme, pünktlich ausgeführt werden.

Wenn nur eine geringe Anzahl der Verbindungsdrähte in diesem komplexen Durcheinander von Systemen in Unordnung kommt, ist es dann erstaunlich, daß die menschliche Psyche aus dem Gleichgewicht gerät? Das ist um so mehr der Fall, als jede einzelne Verbindung durch äußerst diffizil entwickelte Synapsen hergestellt wird, die in vielerlei Weise zu beeinflussen sind. Daher richtet die moderne Psychopharmakologie sich ganz besonders auf das Studium der synaptischen Aktivität und besonders auf die Wirkungsweise der Neurotransmitter.

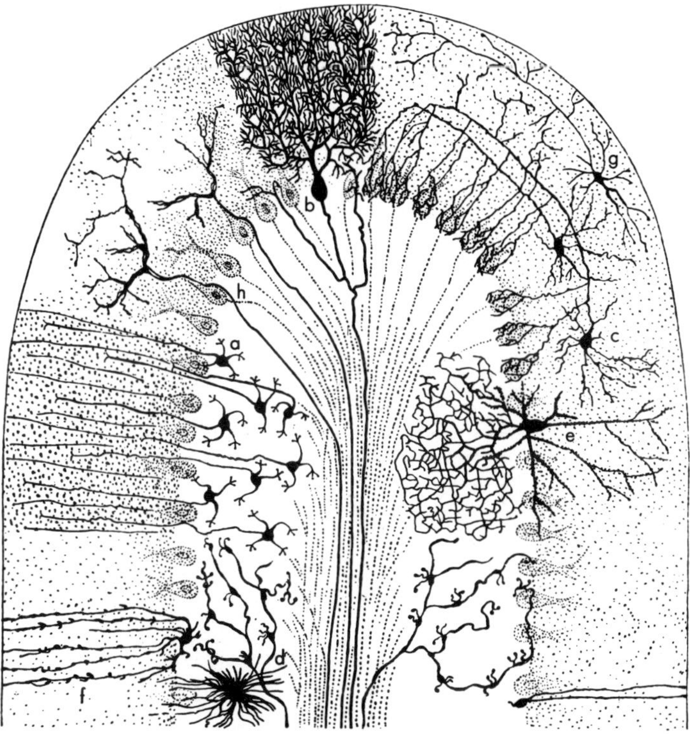

Abb. 73. Neuronale Schaltelemente in der Kleinhirnrinde. Ein Beispiel für komplexe neuronale Schaltkreise.

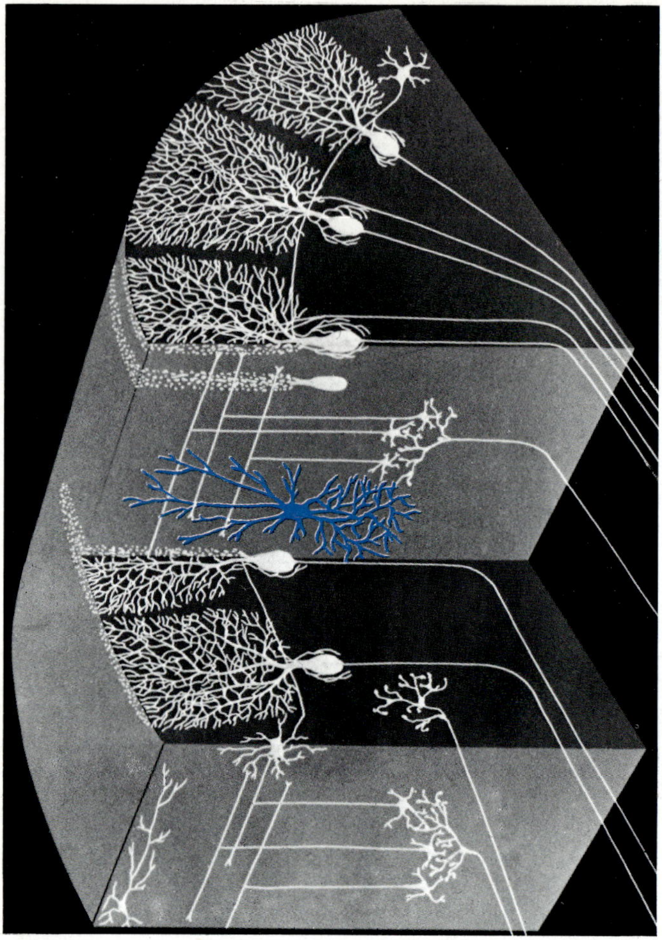

Abb. 74. Schematische Darstellung eines Teilabschnittes der Rindenzone des Kleinhirns. Mit morphologischen und physiologischen Methoden ist heute bereits ein wesentlicher Teil der neuronalen Schaltverbindungen aufgeklärt worden. In diesem Schema ist nur eine Golgi-Zelle in Farbe wiedergegeben.

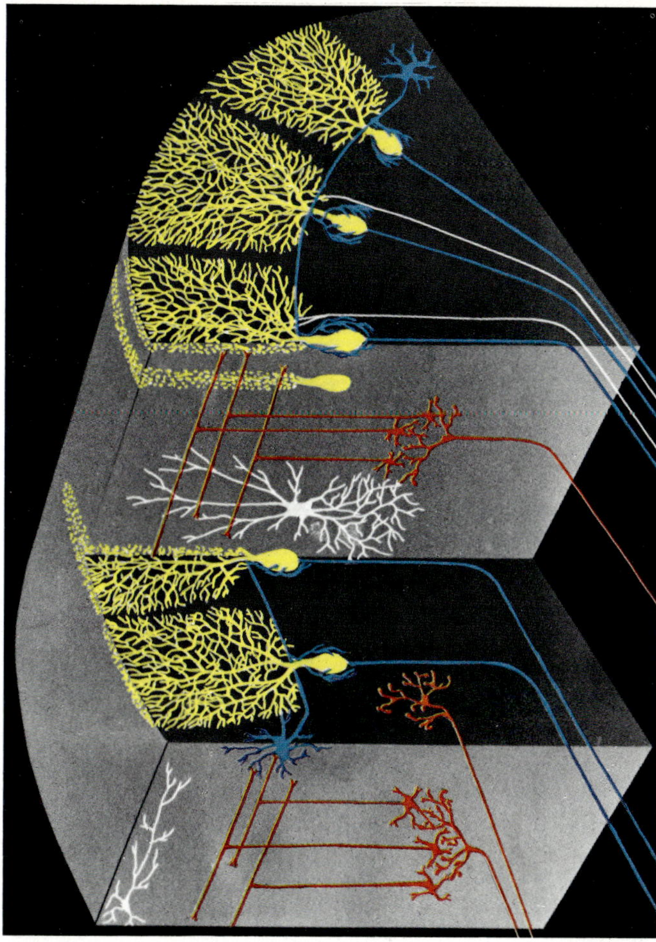

Abb. 75. Schema eines Teilausschnittes der Kleinhirnrinde.
Rot: Erregungen zuführende Nervenfasern von den Körnerzellen,
Gelb: die rezeptive Membran-Oberfläche der Purkinje-Zellen,
Blau: Korbzellen und Fortsätze der Purkinje-Zellen.

An der Stelle der Erregungsübertragung in der Synapse treten elektrische und biochemische Phänomene auf, die sich als besonders komplex erwiesen haben. Die entscheidende Rolle bei der Übertragung von Erregungs- und Hemmungseffekten spielen die Überträgerstoffe, die Neurotransmitter. Die Erforschung der Wirkungsmechanismen der verschiedenen Transmitter-Substanzen ist von großer Bedeutung für unser Verständnis der gesamten Arbeitsweise des Nervensystems. In den letzten Jahren haben sich zahlreiche Berührungspunkte mit der Arbeit der klinischen Medizin ergeben. Für die medizinischen Wissenschaften, besonders die Neurologie und Psychiatrie, sind viele Pharmaka, z.B. die Monoaminoxydase-Hemmstoffe, von größtem praktischem Interesse, ebenso wie für die Neurophysiologie von theoretischem. Es beruht zweifellos auf denselben Funktionsprinzipien, daß diese Stoffe in bestimmten Abschnitten des Nervensystems auf die synaptische Erregungsübertragung (auf molekularem Niveau) einen so wesentlichen Einfluß ausüben und sich andererseits, bei ihrer Anwendung in der klinischen Therapie, als sehr erfolgreich z.B. bei der Behandlung von Depressionen erweisen. Es ist zu hoffen, daß schon in nächster Zukunft die neurobiologische Grundlagenforschung wichtige Beiträge für Diagnostik und Therapie der neurologischen und psychiatrischen Erkrankungen liefern wird.

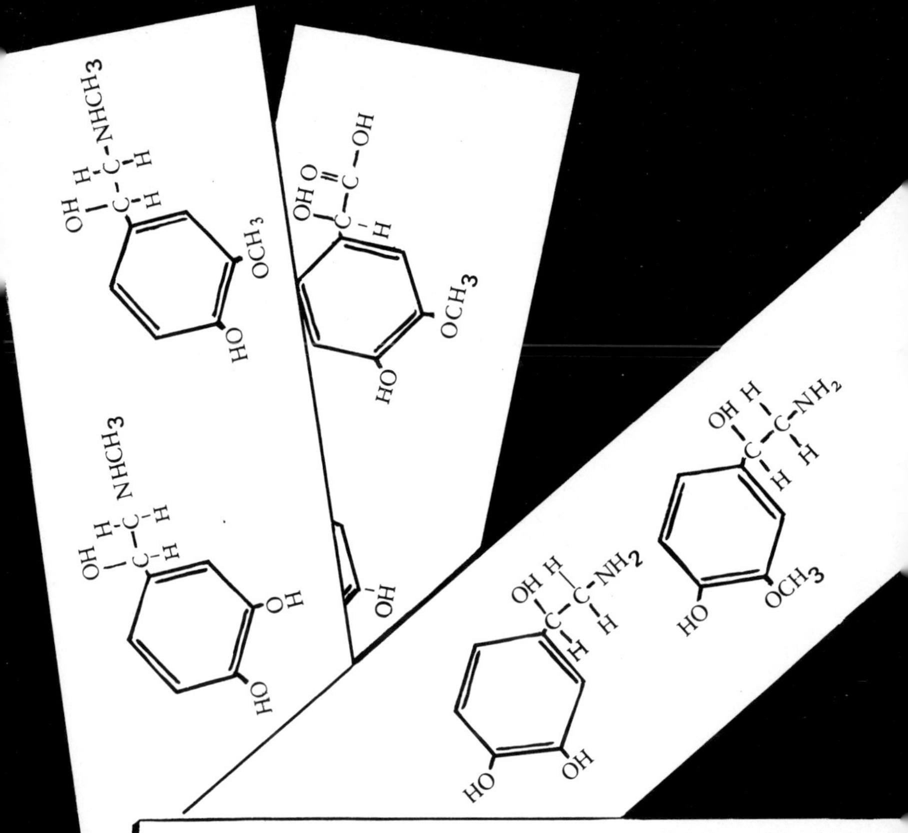

4. Überträgerstoffe (Neurotransmitter)

Das chemische Glied in der Informationsübertragung

Obgleich die Mechanismen zur Mobilisierung der Neurotransmitter durch die Aktionspotentiale in der präsynaptischen Endigung und für ihre Diffusion in den synaptischen Spalt noch nicht völlig geklärt sind, hat man doch schon einen Eindruck von den quantitativen Verhältnissen gewonnen, welche hier von Bedeutung sind.

Unter normalen Bedingungen werden in jeder Minute ungefähr 1 bis 20 μg Azetylcholin frei, die in den synaptischen Spalt der erregenden Synapse diffundieren. Weil Dauer und Amplitude des Aktionspotentials stets gleich groß sind, ist die Annahme begründet, daß jedes Aktionspotential praktisch eine konstante Menge Neurotransmitter freisetzt. Nach vorläufigen Schätzungen befinden sich in einer präsynaptischen Endigung 10.000 bis 15.000 synaptische Bläschen. Die präsynaptische Endigung kann also Minuten lang wirken, ohne daß im präsynaptischen Element neues Azetylcholin synthetisiert zu werden braucht. Durch spezifische Fermentwirkungen wird der einmal freigesetzte Neurotransmitter normalerweise in dem synaptischen Spalt oder an der postsynaptischen Membran schnell abgebaut. Die abgebauten Bestandteile stehen dann wieder für die Synthese neuer Neurotransmitter-Substanz zur Verfügung.

Für die Anwesenheit und das Freiwerden von Neurotransmitter-Substanzen gelten nachstehende Regeln:

1. Alle präsynaptischen Endigungen eines bestimmten Neurons enthalten die *gleiche* Transmittersubstanz.
2. Die Neurotransmitter zweier hintereinander geschalteter Neurone können nach ihrer chemischen Zusammensetzung verschieden sein.
3. Die einmal freigesetzte Neurotransmitter-Substanz wird durch Fermentwirkung schnell abgebaut. Diese Fermente (im Falle des Azetylcholins ist dies die Azetylcholinesterase) befinden sich entweder im präsynaptischen oder im postsynaptischen Element (oder in dem synaptischen Spaltraum).
4. Die synaptische Verbindung bildet einen locus minoris resistentiae für Pharmaka und Toxine, die an dieser Stelle in mehr oder weniger spezifischer Weise angreifen können.

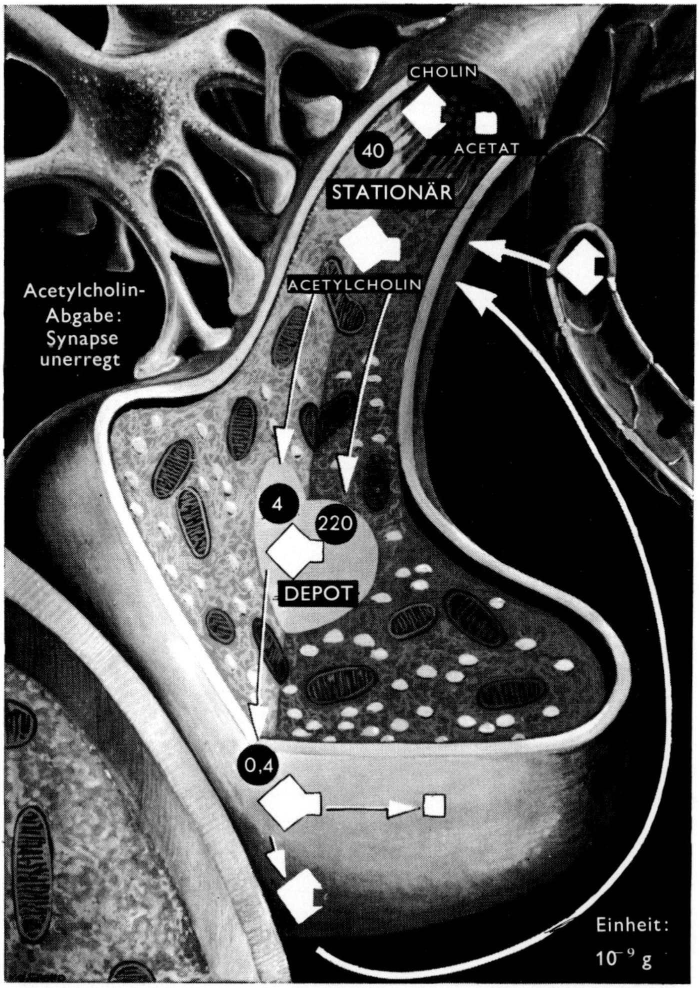

Abb. 76. Aufnahme, Bildung und Abgabe von Acetylcholin im Bereich einer Synapse (im Ruhezustand, d.h. im erregungsfreien Bereitschaftszustand). Rechts oben ein kapillares Blutgefäß; links oben eine Glia-Zelle; links unten das postsynaptische Element.

Was das 'chemische Glied' bei der synaptischen Informationsübertragung betrifft, so sind folgende Faktoren von Bedeutung (1.) die chemische Struktur des Neurotransmitters in der präsynaptischen Endigung; (2.) seine Quantität sowie die Art und Weise, wie er aus den präsynaptischen Bläschen freigesetzt wird und wie er von der präsynaptischen Endigung durch den synaptischen Spalt zur postsynaptischen Membran diffundieren kann; (3.) die Anzahl der erregenden und hemmenden präsynaptischen Endigungen an der postsynaptischen Membran und ihre topographische Anordnung.

Das Aktionspotential wird in der Synapse mit Hilfe eines biochemischen Transmitters von einem Alles-oder-Nichts-Signal zu einer im postsynaptischen Element auftretenden elektrischen Potentialänderung transformiert, die ganz andere Eigenschaften besitzt. Hier geht also der umgekehrte Vorgang vor sich im Vergleich zu dem, was bei der Erregungsübertragung von Sinneszellen auf afferente Nervenfasern stattfindet. In der Ausdrucksweise der Nachrichtentechnik: das Axon repräsentiert den digitalen Typ, bei dem die Information durch elektrische Impulse codiert erscheint.*)

Die Synapse und die rezeptive Oberfläche des postsynaptischen Elements entsprechen dem Analog-Typ, bei dem die Information durch die Höhe der elektrischen Spannung (Amplitude einer Gleichspannung) repräsentiert wird.

*) Anmerkung: Die dieser Darstellung zugrundeliegende, zeitweise sehr verbreitete Vorstellung, die «Alles-oder-Nichts-Signale» der Neuriten (Axone) seien als *digitales* kommunikatives Prinzip zu interpretieren, ist nach heutiger Ansicht *nicht* zutreffend. Die Informationscodierung erfolgt hier durch *Frequenzmodulation;* die Intervalle zwischen den einzelnen Signalen (Nervenimpulsen) sind *kontinuierlich* variabel, das entspricht dem *Analog*-Typ. Es handelt sich *nicht* um einen binären Code, weil die Mittelwerte der Frequenz, bezogen auf eine gegebene Zeitspanne, für die Datenverarbeitung maßgebend sind. Da freilich die kontinuierliche Variation der Frequenz mittels diskreter Einzelimpulse erfolgt, ist dieser Spezialfall als «*analog-diskreter*» Typ von dem «*analog-kontinuierlichen*» Typ der *Amplitudenmodulation*, der Gleichspannungsänderung der lokalen Erregung an den Synapsen (bzw. bei den Receptoren und der Motorischen Endplatte) zu unterscheiden. Die Wechsel der Codeform lauten also: Amplitudenmodulation → Frequenzmodulation → Amplitudenmodulation, oder: Analog-kontinuierlich → Analogdiskret → Analog-kontinuierlich (D. TRINCKER).

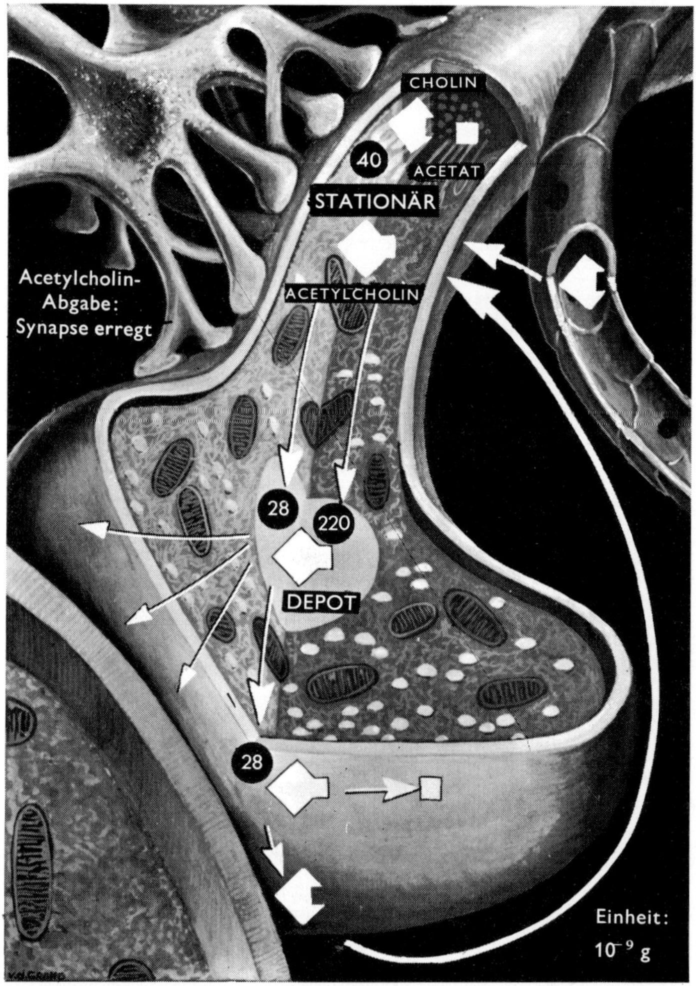

Abb. 77. Aufnahme, Bildung und Abgabe von Acetylcholin im Bereich einer Synapse bei maximaler Erregung.

Das autonome (vegetative) Nervensystem

Die Erforschung der anderen Neurotransmitter außer dem Azetylcholin führte schon vor einigen Jahrzehnten zu detaillierten Untersuchungen über Struktur und Funktion des autonomen Nervensystems. Ehe man von der chemischen Zusammensetzung der Überträgerstoffe etwas wußte, war schon längst bekannt, daß viele Erfolgsorgane eine doppelte – antagonistische – autonome Innervation besitzen. Hier war auch die Neurohistologie eine Hilfe, das ganze vegetative System in ein sympathisches und ein parasympathisches System zu unterteilen. Bis vor einigen Jahren hatte es den Anschein, als seien im autonomen Nervensystem hinsichtlich seiner strukturellen und funktionellen Organisation einige wenige einfache Regeln gültig. Es waren vor allem schwedische Forscher (*Hillarp*, *Carlson* und ihre Mitarbeiter), die mit einer neuen Methode, der Fluoreszenzmikroskopie, zur Revision des klassischen Bildes beitrugen. Sowohl die Funktion als auch die Struktur erwiesen sich als viel komplizierter, als man anfangs glaubte. Die wichtigste Entdeckung bestand in dem Nachweis weiterer Überträgerstoffe (Transmitter) im peripheren autonomen System: im sympathischen System ist dies das Adrenalin und das Noradrenalin (auch in Teilen des zentralen Nervensystems soll letztgenannter Transmitter mit einigen weiteren, nahe verwandten Stoffen eine große Rolle bei der Signalübertragung spielen).

Bevor wir näher auf die neue Konzeption bezüglich der autonomen Erregungsübertragung eingehen und die kürzlich entdeckten Transmitter besprechen, folgt zunächst eine kurze Übersicht über die klassische Auffassung von der Organisation des autonomen Nervensystems, weil diese der weiteren Erörterung als Grundlage dienen soll.

Die peripheren Teile des sympathischen und des parasympathischen Nervensystems bestehen aus jeweils zwei Neuronen, die in einem peripheren Ganglion miteinander in synaptischen Kontakt treten. Das erste Neuron, das zum Ganglion hinläuft, wird präganglionäre Faser genannt. Das Axon des zweiten Neurons, dessen Zellkörper im peripheren Ganglion liegt, ist die postganglionäre Faser.

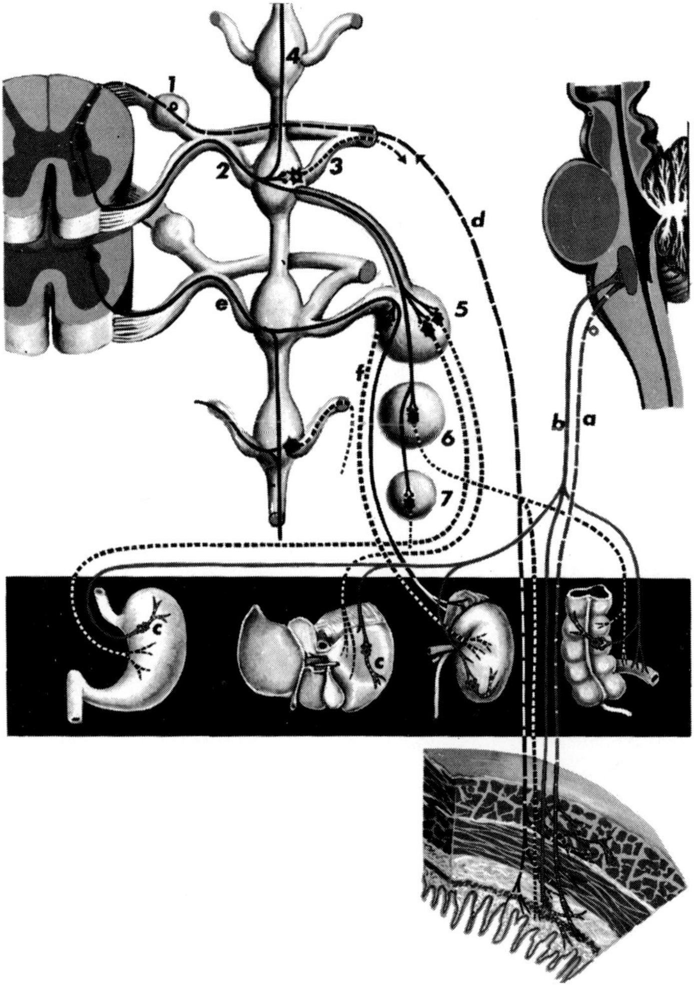

Abb. 78. Das Vegetative Nervensystem. 1, Spinalganglion; 2, weiße (markhaltige) verbindende Nervenfasern; 3, graue (marklose) verbindende Fasern; 4, Grenzstrang des Sympathicus; 5, 6, 7, prävertebrale Ganglien; a, d, afferente Neurone; b, präganglionäres parasympathisches Neuron; c, postganglionäres parasympathisches Neuron; e, präganglionäres sympathisches Neuron; f, postganglionäres sympathisches Neuron.

Cholinergische und adrenergische Neurone

Im allgemeinen können wir sagen, daß im parasympathischen System die präganglionären Fasern lang sind und die postganglionären kurz, weil die Ganglien immer in nächster Nähe oder innerhalb der Wand des Erfolgsorgans liegen. Der wichtigste parasympathische Nerv ist der X. Hirnnerv, der N. vagus; aber auch noch andere Hirnnerven enthalten parasympathische Fasern. Der sakrale Teil des parasympathischen Systems setzt sich aus dünnen Nervenfaserbündeln zusammen, die im 2. bis 4. sakralen Rückenmarksegment entspringen.

Der sympathische Teil des autonomen Nervensystems hat eine grundsätzlich andere Organisation. Die Zellkörper der präganglionären Fasern liegen in den Seitenhörnern des thorakalen Teils und im oberen Teil des lumbalen Rückenmarks. Die Axone dieser Neurone verlaufen durch die vorderen Wurzeln und über die Spinalnerven zur Bildung des Grenzstranges (Truncus sympathicus) und der prävertebralen Ganglien. Weil die Ganglien vor der Wirbelsäule oder neben ihr liegen, ist das Verhältnis zwischen prä- und postganglionären Fasern genau umgekehrt wie beim parasympathischen System; hier gibt es also kurze prä- und lange postganglionäre Fasern.

Der Funktionsunterschied zwischen dem sympathischen und dem parasympathischen Nervensystem wird ausschließlich von der Tatsache bestimmt, daß an den Endigungen der postganglionären Fasern verschiedene Neurotransmitter abgegeben werden. Für das parasympathische System ist dies das Azetylcholin, für das sympathische System an erster Stelle das Noradrenalin. Für die Erregungsübertragung von den prä- auf die postganglionären Neurone ist in beiden Systemen das Azetylcholin verantwortlich.

Der Kürze wegen spricht man von cholinergischen und adrenergischen Neuronen. Cholinergisch sind der prä- und der postganglionäre parasympathische Nerv und der präganglionäre sympathische Nerv; adrenergisch ist nur der postganglionäre sympathische Nerv.

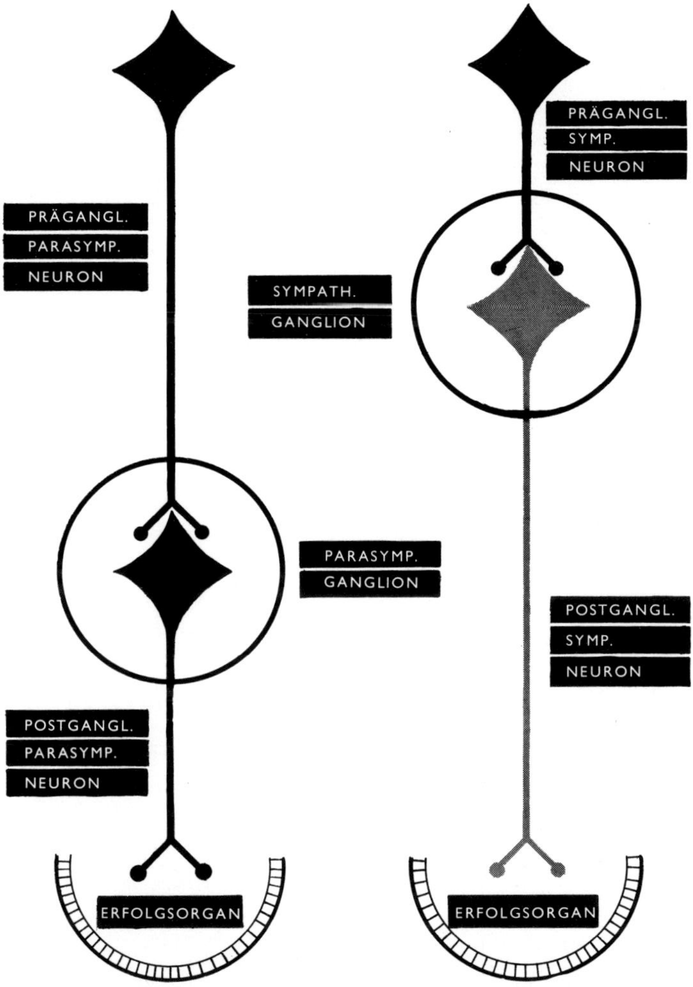

Abb. 79. Klassisches Schema der funktionellen Organisation der cholinergischen und adrenergischen Neurone.

Biogene Amine als Neurotransmitter

Die neue Gruppe (S. 100) physiologisch und pharmakologisch interessanter Stoffe hat man unter dem Namen *Biogene Amine* zusammengefaßt. Sie entstehen durch Dekarboxylierung von Aminosäuren, von denen einige sehr wichtige Vorstufen von Hormonen oder Komponenten von Cofermenten (Coenzymen) sind; andere gehören zur Gruppe der Neurotransmitter. Untenstehende Übersichtsliste führt eine Anzahl dieser Aminosäuren mit den davon abgeleiteten biogenen Aminen auf:

Aminosäuren:	*Biogene Amine:*
Histidin	Histamin
Tyrosin	Tyramin
Tryptophan	Tryptamin
5-Hydroxytryptophan	Serotonin

Von diesen Stoffen hat man noch zwei wichtige Gruppen der Neurotransmitter abgetrennt: die Catecholamine und die Indolamine.

Catecholamine

Die Catecholamine, zu denen *Adrenalin* und *Noradrenalin* gehören, lassen sich von der essentiellen Aminosäure Tyrosin herleiten, die durch Phenylalanin zu ersetzen ist, und daraus auch gebildet werden kann (Tyrosin ist p-Hydroxyphenylalanin, s. Abb. 81). Sie enthalten eine Catecholgruppe (= Dihydroxyphenylgruppe) als Kern, sie sind also Brenzcatechin-Derivate.

Indolamine

Die Indolamine, zu denen das Serotonin (= 5-Hydroxytryptamin) gehört, sind von der essentiellen Aminosäure Tryptophan bzw. von eng verwandten Produkten wie 5-Hydroxytryptophan abzuleiten; sie enthalten als Kern eine Indolgruppe.

Eine Erörterung der Indolamine würde uns zu weit von dem Thema 'Neurotransmitter' wegführen, so daß wir uns auf die Gruppe der Catecholamine beschränken wollen.

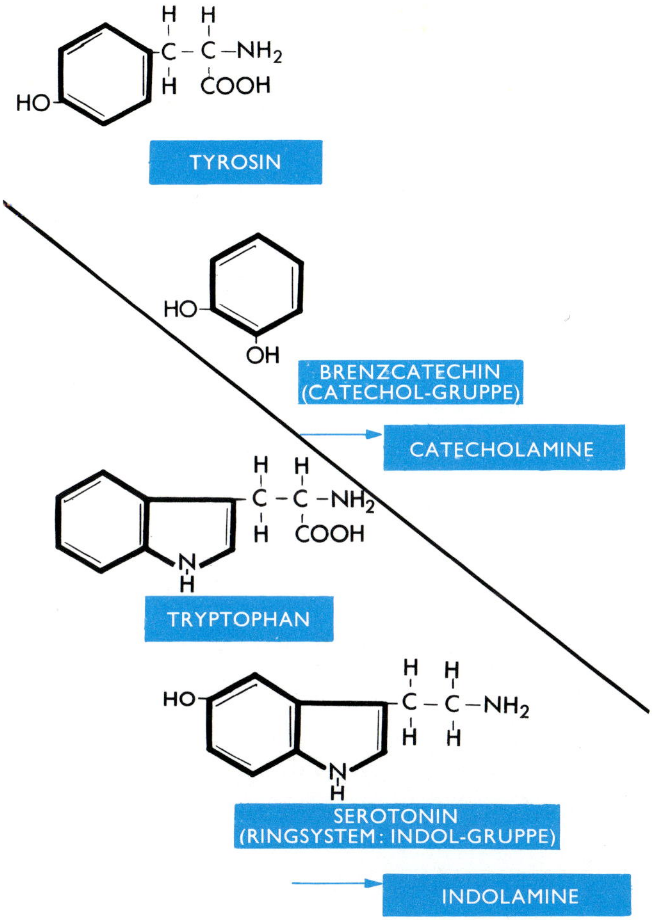
TYROSIN
HO
OH
BRENZCATECHIN
(CATECHOL-GRUPPE)
CATECHOLAMINE
TRYPTOPHAN
SEROTONIN
(RINGSYSTEM: INDOL-GRUPPE)
INDOLAMINE

Abb. 80.

Catecholamine

Das nebenstehende Schema (Abbildung 81) zeigt die Bildung der Catecholamine aus den Aminosäuren Phenylalanin und Tyrosin. Dopamin und Noradrenalin sind primäre Catecholamine (ein C-Atom am N-Atom), Adrenalin ist ein sekundäres Catecholamin (mit zwei C-Atomen am N-Atom). Diese Gruppe von Stoffen nennt man 'monoaminergische Neurotransmitter'. Eine große Zahl von Fermentsystemen spielt bei der Bildung des Adrenalins eine Rolle; der ganze Mechanismus kann an verschiedenen Stellen gehemmt oder blockiert werden. Die Mengen von Phenylalanin und Tyrosin, die mit der Nahrung zugeführt werden, sind im allgemeinen für die Synthese der Catecholamine mehr als ausreichend.

Wie es bei dem Neurotransmitter Azetylcholin nachgewiesen werden konnte, befinden sich die Catecholamine im peripheren und zentralen Nervensystem zum größten Teil ebenfalls in synaptischen Bläschen, d.h., an eine Subzellularstruktur gebunden. Neben den bekannten cholinergischen Bläschen kann nun also auch von monoaminergischen synaptischen Bläschen gesprochen werden. Da der Inhalt der letztgenannten Bläschen sich im Elektronenmikroskop viel dunkler darstellt, werden sie auch als Granula bezeichnet. Einwandfrei hat man feststellen können, daß diese Granula die Catecholamine enthalten, und daß sie sowohl im peripheren vegetativen Nervensystem wie auch in vielen Kerngebieten des Zentralnervensystems reichlich vorkommen.

Die regionale Verteilung im Zentralnervensystem ist von Kern zu Kern ziemlich verschieden. Eine hohe Konzentration an Noradrenalin findet sich im Hypothalamus und in der Formatio reticularis, während der Gehalt im Striatum sehr niedrig ist. Dopamin befindet sich vor allem im Pallidum und Putamen. Das Cerebellum enthält alle Catecholamine in sehr niedriger Konzentration. Die postganglionären sympathischen Neurone enthalten sehr hohe Konzentrationen, wie zu erwarten. An vielen Stellen sind die Granula über die ganze Länge des Axons hin in großer Zahl anzutreffen.

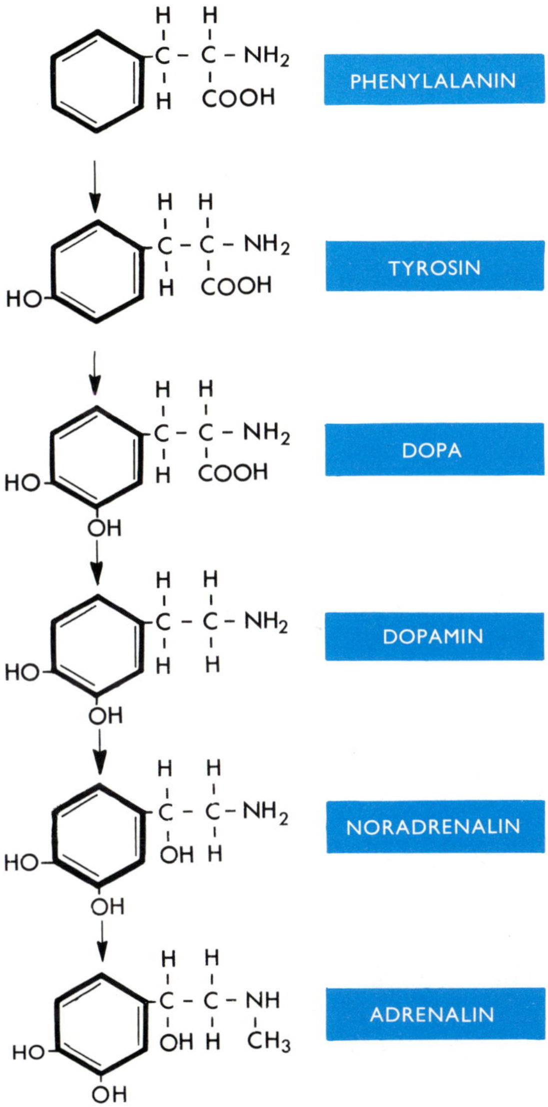
PHENYLALANIN
TYROSIN
DOPA
DOPAMIN
NORADRENALIN
ADRENALIN

Abb. 81.

Phenylalanin → Tyrosin

Das Studium der einzelnen Stufen, die zur Bildung der Catecholamine aus den Aminosäuren Phenylalanin und Tyrosin führen, hat eine große Zahl von Tatsachen über den Angriffspunkt der monoaminergischen Transmitter geliefert. Die verschiedenen Fermentreaktionen können auf vielerlei Weise blockiert werden. Es ist nicht verwunderlich, daß die Erforschung dieser Reaktionen auch zur Darstellung einer Anzahl wichtiger Heilmittel sowie zu einer Vertiefung unserer Kenntnisse über einige Krankheitsbilder geführt hat.

Der Übergang von Phenylalanin in Tyrosin wird durch eine Oxygenase katalysiert, die eine Hydroxylgruppe in die para-Position des Benzolringes einführt. Wird diese Stufe blockiert, weil das betreffende Enzym fehlt, so entsteht das Zwischenprodukt Phenylbrenztraubensäure, das im Harn ausgeschieden wird. Diese pathologische Stoffwechselsituation wird Phenylketonurie genannt und führt zu schwerem Schwachsinn (Imbecillitas phenylpyruvica). Wird das Phenylalanin aus der Nahrung entfernt, unterbleibt die Bildung von Phenylbrenztraubensäure und damit die Stoffwechselstörung. Das Fehlen des genannten Ferments ist genetisch bedingt, daher gehört dieses Krankheitsbild in die Gruppe der angeborenen Stoffwechselstörungen.

Vom Tyrosin, das aus Phenylalanin oder direkt aus Proteinen gebildet wird, gehen zahlreiche weitere Stoffwechselwege aus; die Bildung von Catecholaminen (über DOPA) ist nur einer davon. Ein Weg führt über das Zwischenprodukt Homogentisinsäure schließlich zu CO_2 und H_2O. Unter der Bezeichnung Alkaptonurie versteht man eine Stoffwechselstörung, bei der die Homogentisinsäure nicht oxydiert werden kann und mit dem Harn ausgeschieden wird. Hier wird die Säure nach einiger Zeit zu einem dunkelfarbigen Chinon umgebildet, wodurch (mit Alkali) der Urin schwarz wie Tinte wird. Weil das Tyrosin außerdem für die Bildung des Schilddrüsenhormons und des Pigmentes Melanin von wesentlicher Bedeutung ist, treten entsprechende Folgen des Tyrosinmangels (Kretinismus, Albinismus) bei sehr vielen Organfunktionen auf.

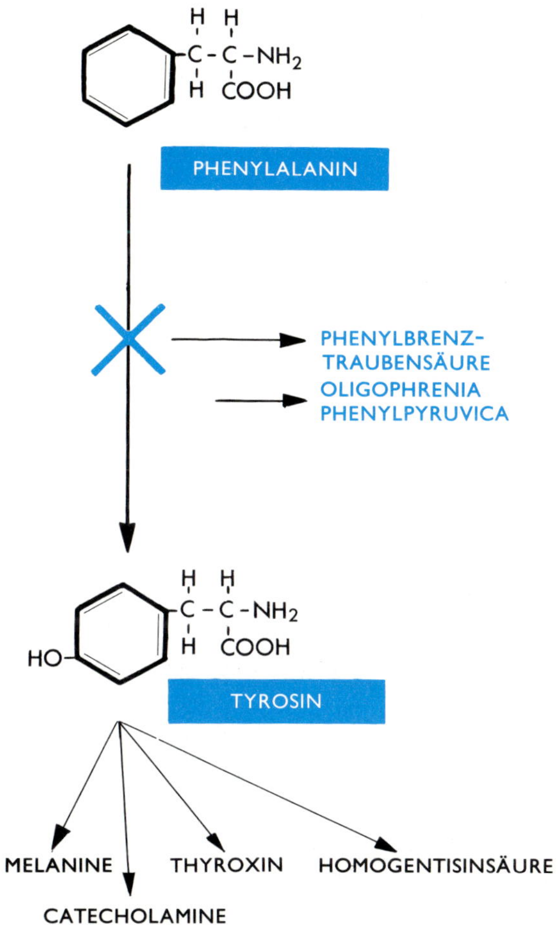
PHENYLALANIN
PHENYLBRENZ-
TRAUBENSÄURE
OLIGOPHRENIA
PHENYLPYRUVICA
HO
TYROSIN
MELANINE
CATECHOLAMINE
THYROXIN
HOMOGENTISINSÄURE

Abb. 82.

Tyrosin → DOPA

Das Ferment Tyrosinhydroxylase katalysiert die Bildung des 3, 4-Dihydroxyphenylalanins (abgekürzt: DOPA); es tritt dabei eine zweite OH-Gruppe an den Benzolring. Diese Reaktion bestimmt zugleich die Geschwindigkeit, mit der schließlich Noradrenalin gebildet wird. Die Anwesenheit von Sauerstoff, Fe^{++} und die des Coenzyms Pteridin sind für die DOPA-Bildung gleichfalls unentbehrlich.

Eine Hemmung der katalytischen Aktivität kann durch α-Methyltyrosin und α-Methyldopa bewirkt werden. Beide Hemmstoffe wirken kompetitiv (d.h. im Sinne einer Fermentbindung) gegenüber dem Substrat (das Substrat ist der Stoff, auf dessen Umsetzung das Ferment katalysierend wirkt).

Wenn das α-Methyltyrosin Versuchstieren injiziert wird, wird der Gehalt an Dopamin und Noradrenalin erheblich geringer, besonders im Herzen, in der Milz und im Hirnstamm.

Während die Verabreichung von Noradrenalin normalerweise eine erhebliche Blutdrucksteigerung auslöst, ist dies bei mit α-Methyltyrosin vorbehandelten Versuchstieren nicht der Fall. Dieser Hemmstoff für die Noradrenalinsynthese führt nämlich einen derartigen Mangel an Catecholaminen herbei, daß diese in den postganglionären sympathischen Fasern fast vollständig fehlen, so daß die Depots erst wieder aufgefüllt werden müssen. α-Methyldopa und davon abgeleitete Substanzen (Aldomet) finden daher als blutdrucksenkende Mittel klinische Anwendung. Auch eine Injektion von Tyramin, einem Monoamin mit sympathico-mimetischer Wirkung, ergibt keine Steigerung des Blutdrucks. Tyramin verursacht im allgemeinen ein Freiwerden des Noradrenalins aus den Depots der sympathischen Neurone; wenn diese aber durch die Verabreichung des Hemmstoffes entleert sind und nicht sogleich aufgefüllt werden können, dann kann keine zusätzliche Menge Noradrenalin von den Neuronen abgegeben werden.

Besonders sei hier noch erwähnt, daß das Ferment Tyrosinhydroxylase, wie die Catecholamine, an subzelluläre Strukturen gebunden ist. Dadurch wird es möglich, daß die Synthese der monoaminergischen Transmitter im Neuron in lokal sehr begrenzter Weise stattfinden kann.

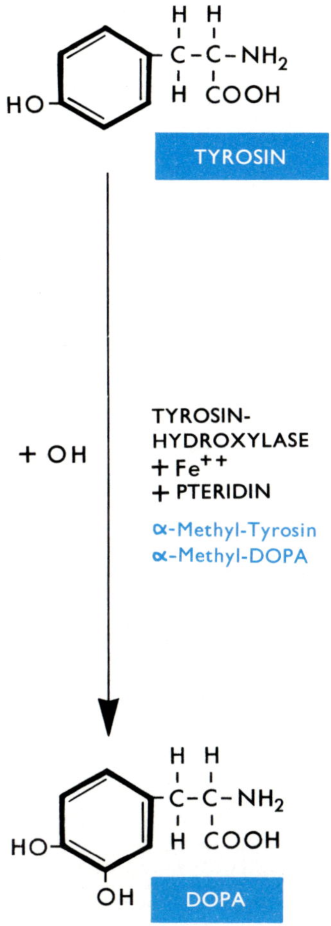
H H
C-C-NH2
HO
H COOH
TYROSIN
+ OH
TYROSIN-
HYDROXYLASE
+ Fe++
+ PTERIDIN
α-Methyl-Tyrosin
α-Methyl-DOPA
H H
C-C-NH2
HO
H COOH
OH
DOPA

Abb. 83.

DOPA → Dopamin

Die Umwandlung des DOPA in Dopamin wird durch die Dopadecarboxylase katalysiert. Da dieses Ferment auch viele andere Derivate der Catecholamine sowie auch 5-Hydroxytryptophan in Serotonin umwandeln kann, hat man neuerdings die Bezeichnung in « aromatische Aminosäuren-Decarboxylase» geändert.

Zwischen DOPA und Dopamin bestehen bezüglich ihrer Wirkungen beträchtliche Unterschiede. DOPA ist pharmakologisch nicht oder kaum aktiv, aber es passiert sehr schnell und leicht die Blut-Liquor- und-Hirn-Schranken; im Zentralnervensystem kann es dann in Catecholamine umgewandelt werden. Dopamin hingegen ist pharmakologisch sehr aktiv, aber es passiert, wie die anderen Catecholamine, wie Adrenalin und Noradrenalin, nur sehr schwer die Blut-Hirn-Schranke.

Zu den Hemmstoffen für diese Reaktion (Dopa→Dopamin) gehören das α-Methyldopa und das α-Methyltyrosin; beide bewirken aber nur eine partielle Hemmung. Im Körper wird α-Methyldopa in α-Methyldopamin umgewandelt, letzteres dann in α-Methylnoradrenalin. Das α-Methylnoradrenalin, wie das Noradrenalin selbst, wird von den postganglionären sympathischen Neuronen aufgenommen. Beide Stoffe können dann von den durch diese Nervenfasern geleiteten Aktionspotentialen freigesetzt werden; das α-Methylnoradrenalin ist jedoch sehr viel weniger wirksam.

In mehreren neurologischen Kliniken durchgeführte Untersuchungen haben in den letzten Jahren die Aufmerksamkeit sehr stark auf das Dopamin gelenkt. Die biochemische Untersuchung des Gehirns von Patienten, die an der Parkinsonschen Krankheit litten, hat gezeigt, daß bei ihnen der Dopamingehalt einiger Zentren (Nucleus caudatus, Putamen und Pallidum) sehr niedrig war. Diese Tatsache dürfte ein Hinweis darauf sein, daß Dopamin bei der Erregungsübertragung in den Zentren des extrapyramidal-motorischen Systems eine bedeutende Rolle spielt. Zwar sind dies bis jetzt nur Hinweise, doch hat auch die experimentelle Untersuchung bei Affen entsprechende Resultate erbracht. Man fand, daß eine Zerstörung der Substantia nigra zu einer erheblichen Verringerung des Dopamingehaltes im Nucleus caudatus führte.

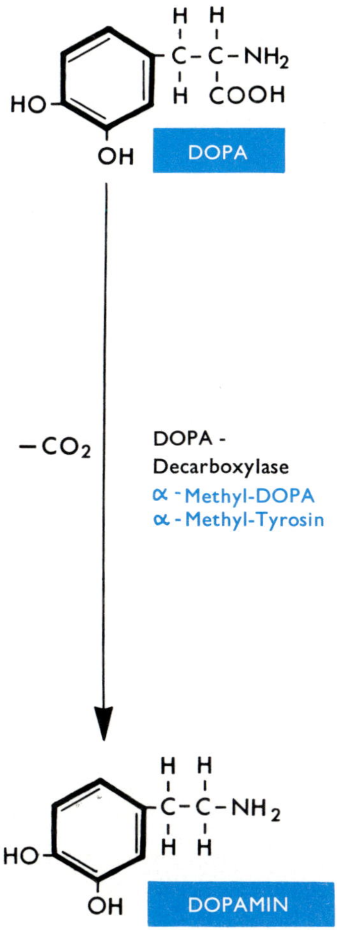
HO
OH
$C-C-NH_2$
H H
H COOH
DOPA
$-CO_2$
DOPA -
Decarboxylase
α - Methyl-DOPA
α - Methyl-Tyrosin
HO
OH
$C-C-NH_2$
H H
H H
DOPAMIN

Abb. 84.

Dopamin→Noradrenalin→Adrenalin

Die Umwandlung von Dopamin in Noradrenalin findet mit Hilfe der Dopamin-*β*-Hydroxylase statt. Auch dieses Enzym ist an subzelluläre Körperchen gebunden. Für diese Reaktion ist molekularer Sauerstoff erforderlich sowie Askorbinsäure als Cofaktor. Es ist eine merkwürdige Besonderheit, daß diese enzymatische Reaktion für CO besonders empfindlich ist.

Viele Hemmstoffe sind für diese Reaktion bekannt, von denen Disulfiram der interessanteste ist. Wenn man Versuchstiere mit Disulfiram behandelt, häuft sich Dopamin an, und der Noradrenalingehalt wird sehr niedrig. Es ist dies für das Studium des Catecholaminstoffwechsels im Gehirn von größter Wichtigkeit, weil Disulfiram es uns ermöglicht, die verschiedene Wirkung von Konzentrationsunterschieden zu untersuchen. So verringert z.B. α-Methyltyrosin den Noradrenalingehalt im Gehirn, aber es beeinflußt *nicht* den Serotoningehalt; Disulfiram verursacht eine Erhöhung des Dopamin- und eine Senkung des Noradrenalingehalts.

Die Umwandlung von Noradrenalin in Adrenalin erfolgt mittels einer Phenyläthanolamin-N-Methyl-Transferase. Für diese Umwandlung ist die Anwesenheit von S-Adenosylmethionin als Methyl-Überträger unentbehrlich. Die Fähigkeit der Nebennieren, Adrenalin aus Noradrenalin herzustellen, ist von der Konzentration der Phenyläthanolamin-N-Methyl-Transferase abhängig; diese Konzentration wird von den Glucocorticosteroiden reguliert.

Ein sehr wichtiger Hemmstoff der Noradrenalin-Adrenalinumwandlung ist das Imipramin (Tofranil), das in der psychiatrischen Klinik als Antidepressivum eine wichtige Rolle spielt.

Das Verhältnis Noradrenalin/Adrenalin wechselt von Organ zu Organ: das Nebennierenmark gibt vor allem Adrenalin ab und recht wenig Noradrenalin, während die sympathischen postganglionären Neurone vor allem Noradrenalin freisetzen. Der oben skizzierte Weg für die Synthese der Catecholamine im Nervensystem ist nicht der einzige, aber wohl der wichtigste; so scheint z.B. die Umwandlung von Tyramin in Dopamin wohl in vitro, aber nicht in vivo vorzukommen.

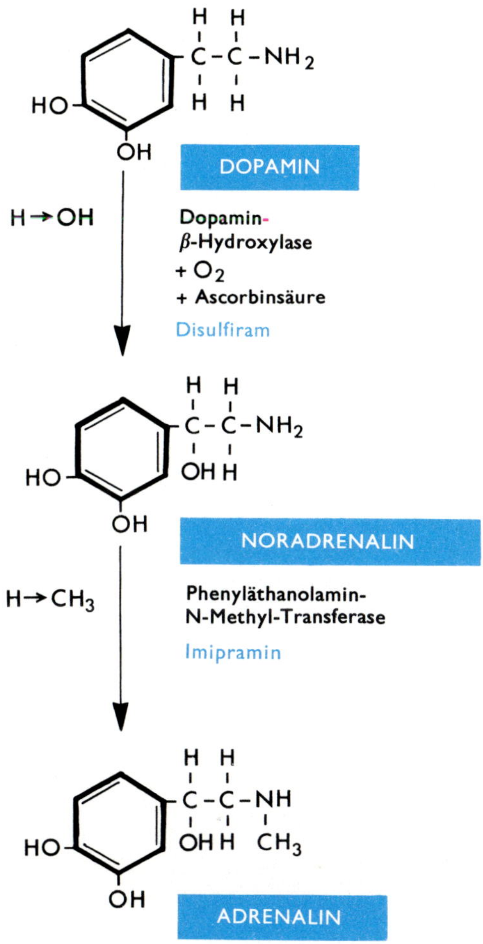
HO
OH
DOPAMIN
H → OH
Dopamin-
β-Hydroxylase
+ O2
+ Ascorbinsäure
Disulfiram
HO
OH
NORADRENALIN
H → CH3
Phenyläthanolamin-
N-Methyl-Transferase
Imipramin
HO
OH
ADRENALIN

Abb. 85.

Adrenerge Rezeptoren

Zur Erklärung der verschiedenen Wirkungsweise einiger Catecholamine auf die Effektoren (Erfolgsorgane) hat *Ahlquist* die Hypothese aufgestellt, daß in den Zellmembranen der Wand der Blutgefäße und in denen der Muskeln zwei verschiedene Arten von Rezeptoren vorkommen. Einerseits gibt es *α-Rezeptoren*, die vor allem eine wesentliche Rolle für die *Erregung* der betreffenden Erfolgsorgane spielen, und andererseits *β-Rezeptoren*, welche die entgegengesetzte Wirkung vermitteln, die *Hemmung* des Effektors. *Ahlquist* stellte eine Reihe der Catecholamine mit abnehmender α- und zunehmender β-Wirkung auf. Noradrenalin hat eine starke α- und schwache β-Wirkung; das bedeutet, daß es eine starke gefäßverengernde Wirkung besitzt, aber nur eine geringe Wirkung auf die Kontraktionskraft des Herzens (und daß es keine gefäßerweiternde Wirkungskomponente aufweist wie das Adrenalin). Adrenalin erregt sowohl die α- als auch die β-Rezeptoren bei Herz und Gefäßen. Auf diese Weise erlangt das Adrenalin in geringen (physiologischen) Konzentrationen eine biphasische, zuerst vasokonstriktorische (gefäßverengernde), dann vasodilatatorische (gefäßerweiternde) Wirkung. Außerdem steigert es die Kontraktionskraft des Herzens. Am anderen Ende dieser Reihe der Catecholamine steht das Isoprenalin, das die Blutgefäße erweitert und die Kontraktionskraft des Herzens erhöht. In den glatten Muskelzellen der kleinen Arterien (Arteriolen) befinden sich überwiegend α-Rezeptoren (sowie auch β-Rezeptoren), in den Zellmembranen der Herzmuskulatur hauptsächlich β-Rezeptoren. Entsprechende Unterschiede hinsichtlich des Angriffspunktes und Wirkungsmechanismus dieser Substanzen werden auch bei vielen anderen Organen gefunden, wie z.B. bei den Bronchien und bei der Uterus-Muskulatur.

Werden diese Stoffe für die Behandlung pathologischer Symptome verwendet, z.B. bei erhöhtem Blutdruck angewandt oder bei Störungen des Herzrhythmus, dann ist stets in dem Falle ein maximaler Effekt zu erwarten, wenn ein « α-Catecholamin» auf α-Rezeptoren oder ein «β-Catecholamin» auf β-Rezeptoren einwirkt.

Die Wirkungen von Dopamin auf den Blutdruck sind einem recht ähnlichen Unterschied bezüglich der Rezeptormechanismen zuzuschreiben. Dopamin allein verursacht eine Blutdrucksenkung. Wird das Versuchstier jedoch mit Reserpin vorbehandelt, so tritt eine Erhöhung des Blutdrucks auf. Dieses Phänomen läßt sich folgendermaßen erklären: Unter normalen Bedingungen befindet sich Noradrenalin in einer Bindung an Rezeptoren der Blutgefäßwand. Die Blutgefäße weisen infolgedessen einen bestimmten Kontraktionszustand auf. Das verabreichte Dopamin ersetzt einen Teil des Noradrenalins. Weil das Dopamin aber einen geringeren Effekt auf den Kontraktionszustand der glatten Muskelzellen hat als das Noradrenalin, nimmt der Gefäßtonus ab, es tritt eine Blutdrucksenkung ein. Bei den mit Reserpin vorbehandelten Versuchstieren ist ein großer Teil des Noradrenalins aus dem Bereich der Blutgefäße entfernt, wodurch eine Blutdrucksenkung eingetreten ist. Die Rezeptoren sind nicht mit einem Catecholamin besetzt. Dopamin löst in dieser Situation eine Blutdruckerhöhung aus, indem es an die Stelle des fehlenden Noradrenalins tritt. Man spricht in diesem Falle von «*partiellem Antagonismus*»: Noradrenalin und Dopamin weisen annähernd die gleiche Affinität zu den Rezeptoren auf, aber ihre Wirksamkeit ist nicht gleich groß. Daher sind sie partielle Antagonisten.

Der Abbau der Catecholamine

Der Abbau der Catecholamine steht, vielleicht noch mehr als ihre Synthese, schon seit Jahren im Mittelpunkt des Interesses. Die Entdeckung einiger spezifischer Hemmstoffe für Fermente, die diesen Abbau katalytisch beeinflussen, hat die Entwicklung einer großen Gruppe von Psychopharmaka veranlaßt. Inaktivierung und Abbau der Catecholamine erfolgen durch zwei Enzymgruppen:

a. *M*ono-*A*min-*O*xydasen (abgekürzt: MAO) katalysieren die oxydative Desaminierung (Desaminierung ist der Verlust einer Aminogruppe). Dies geschieht bei einer großen Anzahl von Stoffen: Dopamin, Adrenalin, Noradrenalin, Tyramin, Tryptamin, Serotonin und bei anderen Monoaminen.

b. *C*atechol-*O*-*M*ethyl-*T*ransferasen (abgekürzt: COMT) methylieren die Catecholamine; meist in der meta-Position des Benzolringes wird ein H-Atom durch eine CH_3-Gruppe ersetzt.

Beide Enzymsysteme können von einigen spezifischen Hemmstoffen gehemmt werden, von denen besonders die MAO-Hemmstoffe für die Klinik von Bedeutung sind.

Lange Zeit hat man angenommen, daß der wichtigste Weg zur Inaktivierung der Catecholamine über die Desaminierung mit Hilfe der Monoaminoxydasen liefe. Neueste Untersuchungen haben es jedoch sehr wahrscheinlich gemacht, daß die Methylierung eine viel wichtigere Rolle spielt. Die physiologische Aktivität des methylierten Stoffes ist eine viel geringere als die des ursprünglichen.

Die Konsequenzen der Inaktivierung der Catecholamine mittels MAO und COMT für die Funktion des Nervensystems und für die innervierten Organe werden auf den nächsten Seiten erörtert. Dann sollen, am Schluß dieses Kapitels, die Hauptlinien der Synthese, der Speicherung, der Freisetzung und Inaktivierung der Catecholamine in einigen Diagrammen zusammengefaßt werden (Abb. 80–86 und Abb. 87–95).

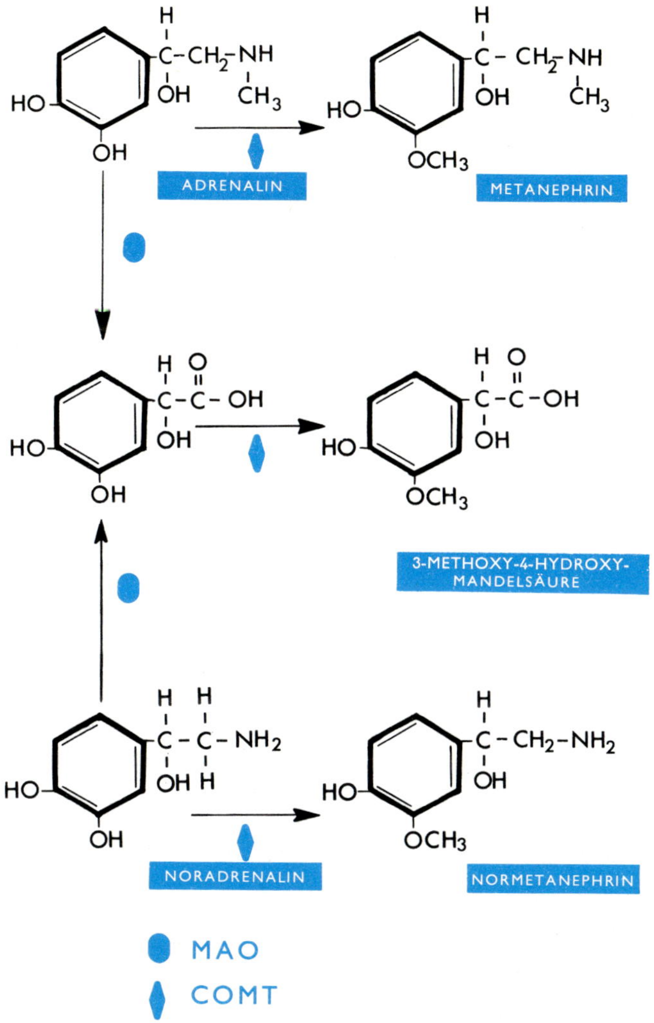
ADRENALIN
METANEPHRIN
3-METHOXY-4-HYDROXY-MANDELSÄURE
NORADRENALIN
NORMETANEPHRIN
MAO
COMT

Abb. 86.

Mono-Amin-Oxydasen (MAO)

Die MAO katalysiert nicht nur die oxydative Desaminierung der Catecholamine, sondern ist außerdem für die ständige Regulierung der Monoamin-Konzentration verantwortlich. Die Enzyme sind an die Mitochondrien gebunden. Was die Substrat-Affinität und die Empfindlichkeit für spezifische Hemmstoffe betrifft, gibt es einen deutlichen Unterschied zwischen MAO für Catecholamine und MAO für Indolamine (Tryptamin, Serotonin).

MAO und COMT haben einen ganz verschiedenen Angriffsmechanismus: MAO wirkt vor allem intrazellulär auf die Catecholamine, während COMT auf die Catecholamine in den Blutgefäßen einwirkt oder auf die aus den postganglionären sympathischen Neuronen freigesetzten Catecholamine im Extrazellularraum. Diese Freisetzung kann durch Reizung der Nervenfasern oder durch Einwirkung der Sympathicomimetika erfolgen. Dies besagt zugleich, daß COMT nicht an die neuralen Mitochondrien, sondern sehr wahrscheinlich an die adrenergischen Rezeptoren gebunden ist.

Ein anderer interessanter Unterschied ist die Tatsache, daß die MAO nicht imstande ist, die Catecholamine in den Granula anzugreifen. Diese Entdeckung hat zu der Hypothese geführt, daß sich die Catecholamine in den Nervenendigungen in zwei 'Depots' befinden können:

a. in freier Form, diffus im Neuron verteilt und durch MAO beeinflußbar;

b. in gebundener Form, in den Granula konzentriert, in einem Verhältnis von vier zu eins an ATP gebunden und für die MAO unerreichbar.

Daher wird a) als « freies », und b) als « gebundenes Depot » von Catecholaminen bezeichnet.

Etwa 40% des Noradrenalins in den Nervenendigungen befinden sich im Cytoplasma, also im freien Depot, und etwa 60% in den Granula. Nicht alles Noradrenalin in den Granula ist an ATP gebunden. Zwischen den beiden Depots besteht ein Gleichgewicht, für dessen Einstellung aktiver Transport und passive Diffusion, sowie enzymatische Synthese und Inaktivierung eine Rolle spielen.

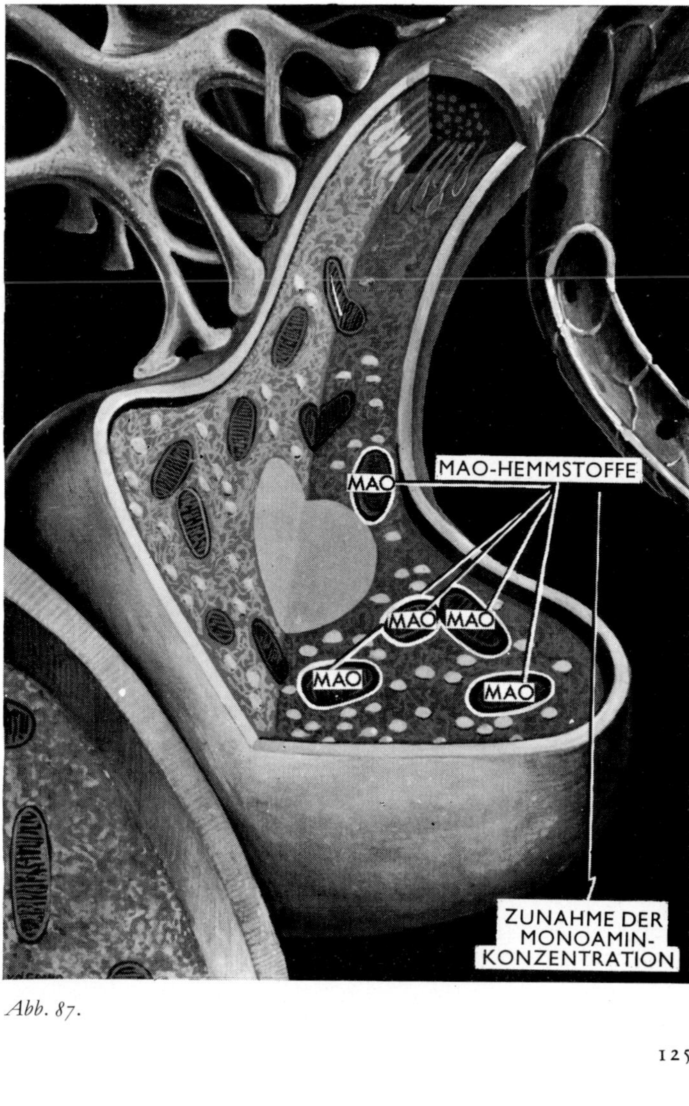
MAO-HEMMSTOFFE
MAO
MAO
MAO
MAO
MAO
ZUNAHME DER
MONOAMIN-
KONZENTRATION

Abb. 87.

MAO-Hemmstoffe

Es liegt auf der Hand, daß von den MAO-Hemmstoffen zweifellos ein großer Einfluß auf den Stoffwechsel der Monoamine ausgeübt wird. Nach Anwendung von MAO-Hemmstoffen bei Versuchstieren hat sich denn auch herausgestellt, daß die Konzentration der Monoamine im Zentralnervensystem erheblich ansteigt. Mehrere hundert MAO-Hemmstoffe sind in den letzten Jahren in den pharmazeutischen Laboratorien synthetisiert worden, aber nur ein sehr kleiner Prozentsatz von ihnen hat sich als von bleibendem Wert erwiesen. Die meisten heutzutage üblichen MAO-Hemmstoffe sind Hydrazinderivate, welche durch folgende allgemeine Formel charakterisiert werden:

$$R_1{-}\underset{\displaystyle H}{\underset{|}{N}}{-}\underset{\displaystyle H}{\underset{|}{N}}{-}R_2 \qquad \text{(Hydrazingruppe)}$$

Diese Stoffe haben, entsprechend ihrer allgemeinen Bezeichnung, die Fähigkeit, das Ferment MAO zu blockieren. Ein deutlicher Antagonismus besteht zwischen den MAO-Hemmstoffen und dem Reserpin bezüglich der Fähigkeit, Monoamine freizusetzen. Die MAO-Hemmer sind jedoch nicht imstande, das Freisetzen von Monoaminen durch Sympathicomimetika zu blockieren.

Mindestens zwei Mechanismen spielen bei der Aufnahme der Monoamine in die sympathischen Neurone eine Rolle. Das eine dieser Systeme wäre für den Transport durch die Membran des Neurons, das andere für die Aufnahme der Monoamine in die Granula verantwortlich. Letzterer Mechanismus soll durch Reserpin blockiert werden, wodurch sich eine zusätzliche Menge von Monoaminen im Cytoplasma anhäufen würde. Dies wiederum soll zu verstärkter oxydativer Desaminierung und damit zu einer erhöhten Abgabe von Abbauprodukten in den Extrazellularraum führen.

COMT

Die Catechol-O-Methyl-Transferase, das Enzym, das die Catecholamine außerhalb der Nervenmembran inaktiviert, kommt überall im Körper und auch im Gehirn vor. Ihre Funktion ist aber von der MAO verschieden. Auch die Aktivität der COMT kann gehemmt werden, der Stoff Pyrogallol ist in dieser Hinsicht sehr wirksam.

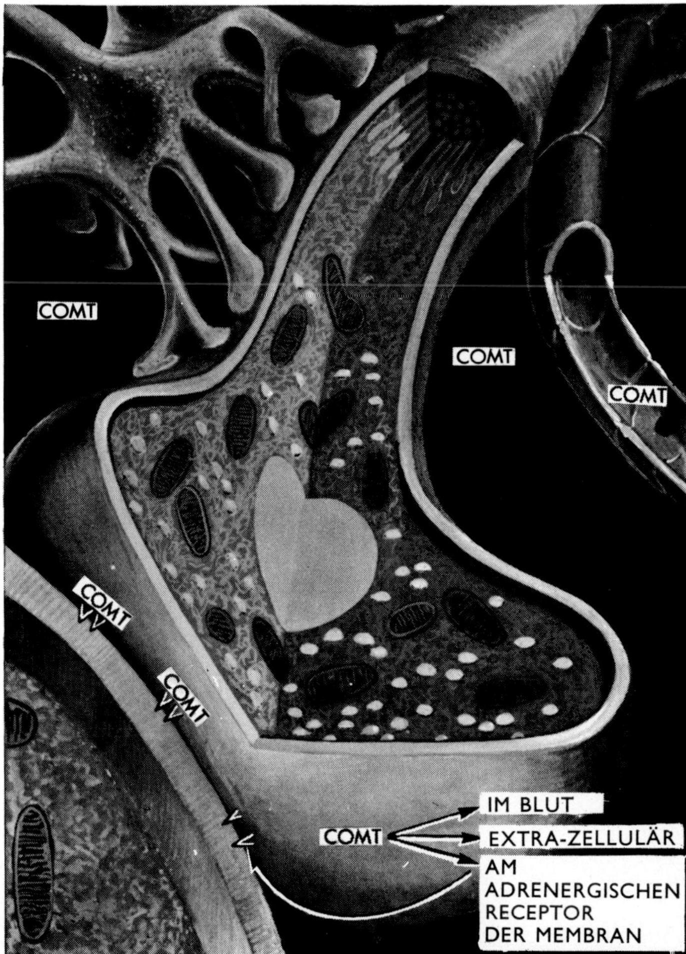
COMT
COMT
COMT
COMT
COMT
COMT
IM BLUT
EXTRA-ZELLULÄR
AM
ADRENERGISCHEN
RECEPTOR
DER MEMBRAN

Abb. 88.

Übersicht über die Wirkung der Catecholamine

Um ein deutliches Bild vom Wirkungsmechanismus der monoaminergischen Transmitter und ihrer klinischen Bedeutung zu gewinnen, wird in einigen Abbildungen eine schematische Übersicht über ihr Entstehen, die Stufen ihrer Synthese, ihre Speicherung und Abgabe, sowie über die Hemmstoffe dieser Mechanismen gegeben.

Das Schema auf Seite 129 (Abb. 89, entsprechend Abb. 90–91) enthält alle Strukturelemente, in welchen und zwischen denen die verschiedenen Stufen der Synthese und des Abbaus erfolgen. (Die folgenden Buchstaben beziehen sich auf Abb. 89, S. 129):

A. stellt sowohl ein postganglionäres sympathisches Neuron als auch eine Schaltzelle in einem der vielen Schaltkreise des Zentralnervensystems mit entsprechendem Überträgerstoff dar. Diese Nervenendigung gibt einen monoaminergischen Transmitter ab. Mitochondrien und synaptische Bläschen oder Granula spielen für die Erregungsübertragung die wichtigste Rolle; ein Mitochondrion (M) und ein synaptisches Bläschen (S) sind schematisch und stark vergrößert dargestellt;

B. stellt die Effektorzelle dar (eine Drüsenzelle oder Muskelfaser, oder ein anderes Gewebselement, auf das der monoaminergische Transmitter einwirken kann). B kann auch als das postsynaptische Element einer Neuronenkette betrachtet werden.

C. ist ein kapillares Blutgefäß, in dem die Bausteine der Transmittersubstanzen oder die ganzen Transmitter-Moleküle antransportiert werden;

D. ist der Extrazellularraum (hier wird zugleich das Auftreten harnpflichtiger Substanzen dargestellt).

Die Catecholamine können sowohl im Neuron selbst gebildet wie auch durch den Kreislauf herangeführt werden. Noradrenalin, das wichtigste Catecholamin im peripheren sympathischen Nervensystem, findet sich in allen Teilen des Neurons. Die Konzentration ist niedrig im Zellkörper (10 bis 500 μg/g), aber sehr hoch in den Endigungen des Neurons (etwa 10000 μg/g). Die Ausläufer der postganglionären Neurone, die an vielen Stellen zur Bildung des autonomen Plexus innerhalb der Erfolgsorgane beitragen, enthalten gleichfalls eine hohe Konzentration von Catecholaminen.

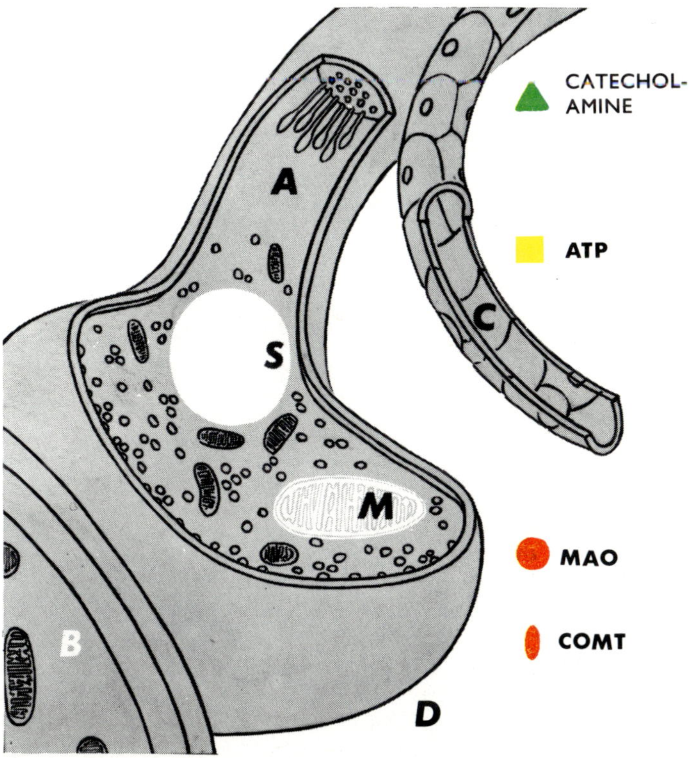

Abb. 89. Erklärung in Text S. 128. (Die Symbole gelten auch für die folgenden Abbildungen 90–95).

Catecholamin-Depots

Eingehende biochemische und elektronenmikroskopische Untersuchungen haben gezeigt, daß es wenigstens drei Depots gibt, in denen die Catecholamine vorkommen: im Neuron ein *granuläres* Depot und ein *cytoplasmatisches* oder extragranuläres Depot, sowie außerhalb des Neurons ein *extrazelluläres* Depot. Von den neuronalen Catecholaminen befinden sich etwa 40% im extragranulären oder« freien» Depot und 60% im granulären oder « gebundenen» Depot. Die in dieser Weise gebundenen Transmitter sind neurophysiologisch nicht aktiv, sie können es aber werden. Ein kleiner Teil dieser« gebundenen» 60% kann relativ leicht freigesetzt werden, der größere Teil ist jedoch fest an ATP-Moleküle gebunden (in einem Verhältnis von 4:1).

Die Granula sind vom physiologischen und biochemischen Standpunkt aus betrachtet besonders interessant. Zunächst schützen sie die Neurotransmittersubstanzen vor der Einwirkung von Fermenten im Cytoplasma und in den Mitochondrien. Außerdem können die Transmitter in den Granula als Speichern in hohem Ausmaße konzentriert angereichert werden.

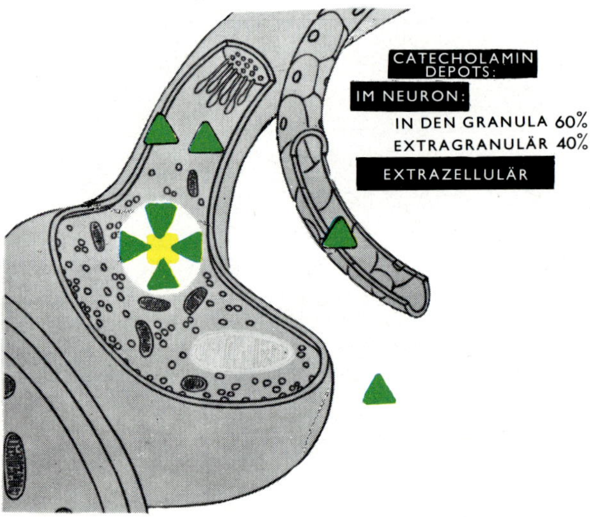

Abb. 90.

Aufnahme von Catecholaminen in das Neuron

Die Neurone besitzen für die Aufnahme von Catecholaminen aus der Blutbahn und aus dem Extrazellularraum einen sehr wirksamen Mechanismus. Hierbei spielt der « aktive Transport» durch die neuronale Membran die entscheidende Rolle. Einem derartigen aktiven Transport (« Pumpenmechanismus») begegneten wir schon bei der Aufrechterhaltung des Natrium-Kalium-Gleichgewichtes und damit des Ruhepotentials beim Neuron. Der aktive Transport kann u.a. durch Cocain und Imipramin blockiert werden. Ist dies der Fall, so wird das extrazelluläre Noradrenalin durch COMT abgebaut. Infolgedessen steigt der Gehalt an Normetanephrin und Metanephrin im Urin, während die Konzentration der 4-Hydroxy-3-methoxy-Mandelsäure (VMS) abnimmt. Wenn das Noradrenalin oder eines der anderen Monoamine durch die neuronale Membran hindurchtransportiert ist, wird es entweder in das extragranuläre oder in das granuläre Depot aufgenommen. Dabei spielen zahlreiche Faktoren eine Rolle, teils aktive Aufnahme, teils passive Diffusion, und auch andere Faktoren.

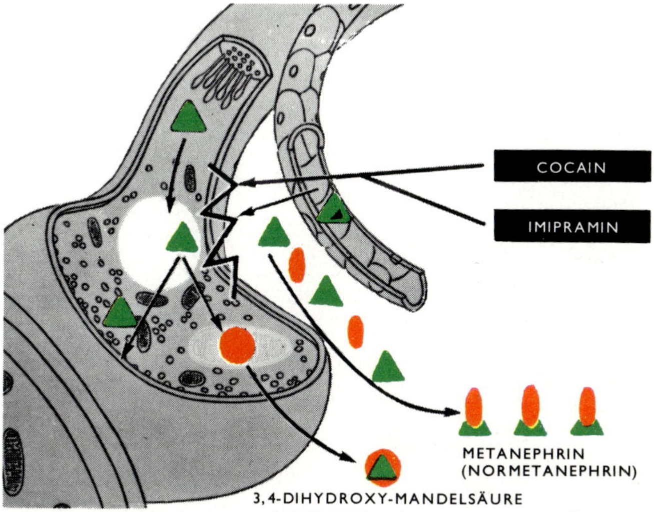

Abb. 91.

Aufnahme von Catecholaminen in die Granula

Auch beim Transport der Catecholamine vom extragranulären Depot in die Granula spielt aktiver Transport eine Rolle. Auch diese « Pumpe» ist ein Ferment-System, ihre Funktion ist von ATP und Mg-Ionen abhängig. Der granuläre Aufnahme-Mechanismus wird durch Reserpin gehemmt, das bis vor kurzem als wirksamster Hemmstoff galt. Kürzlich ist ein neuer Hemmstoff synthetisiert worden, das Prenylamin (Synadrin). Dies wirkt noch stärker und blockiert nicht nur die Aufnahme der Catecholamine in die Granula, sondern bewirkt zugleich ein völliges Verschwinden der anwesenden Catecholamine. Die im Cytoplasma angehäuften Neurotransmitter werden von Mitochondrien aufgenommen und durch MAO abgebaut. Der noradrenergische Einfluß auf den Effektor wird auf diese Weise weitgehend ausgeschaltet. Daher wird das Prenylamin in der Kardiologie, bei der Behandlung von Erkrankungen der Herzkranzgefäße, verwendet. Weil der Auslösungsmechanismus der Angina pectoris (durch den Sympathicus) infolge der äußerst niedrigen Noradrenalinkonzentrationen unwirksam wird, ist diese Behandlung erfolgversprechend.

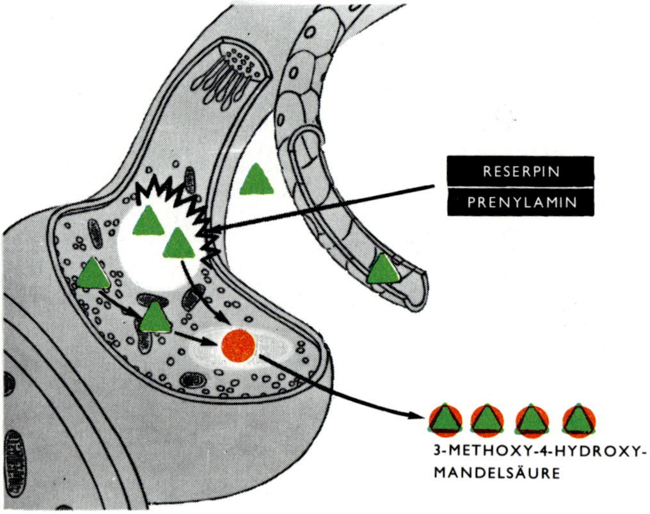

Abb. 92.

Die Abgabe von Noradrenalin

Das Noradrenalin der postganglionären sympathischen Neurone wird unter normalen Umständen durch die fortgeleiteten Erregungen, durch die Aktionspotentiale des Neurons, freigesetzt. Die Aktionspotentiale können eine vollständige oder partielle Entleerung der Granula bewirken, besonders der in der Nähe der Membran liegenden. Aus dem extragranulären (dem sogenannten «freien») Depot erfolgt keine Abgabe. Dieses Phänomen zeigt also eine große Übereinstimmung mit der Freisetzung des Azetylcholins aus den cholinergischen Neuronen und in den neuromuskulären Synapsen (motorischen Endplatten). Dieser Mechanismus der Catecholaminabgabe durch Aktionspotentiale kann durch Guanethidin nachgeahmt werden, der Mechanismus wird u.a. durch Bretylium blockiert. Calciumionen und wahrscheinlich auch Azetylcholin sind für die Abgabe aus dem granulären Depot unentbehrlich. Sympathicomimetica haben einen analogen Effekt wie die Aktionspotentiale. Ein großer Prozentsatz des freigesetzten Noradrenalins wird erneut vom Nerven aufgenommen. Kleine Mengen Noradrenalin werden fortwährend in Freiheit gesetzt.

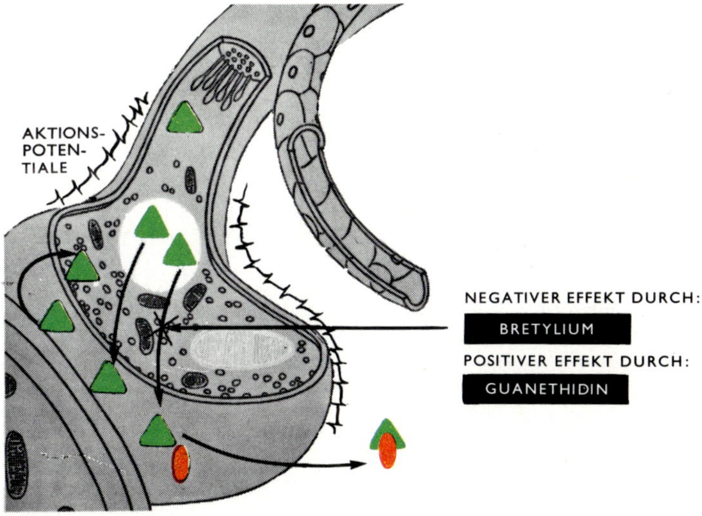

Abb. 93.

MAO und MAO-Hemmstoffe

Die Monoaminoxydase in den Mitochondrien inaktiviert nur die cytoplasmatischen Catecholamine. Nach Eintritt in das Neuron sind zwei Wege möglich: die Aufnahme in das granuläre Depot oder die Inaktivierung durch MAO. Nach Desaminierung durch MAO werden die inaktivierten Catecholamine vom Neuron abgegeben und der Gehalt an 4-Hydroxy-3-methoxy-Mandelsäure im Extrazellularraum nimmt zu.

Die MAO-Hemmstoffe (Isocarboxazid, Nialamid, Mebanazin, Trancylpromin, Pargylin usw.) verhindern die Inaktivierung der Catecholamine durch die MAO, wodurch sowohl das extragranuläre als auch das granuläre Depot vergrößert wird. Weil das Noradrenalin von der MAO nicht mehr inaktiviert wird, nimmt die Konzentration der 4-Hydroxy-3-methoxy-Mandelsäure ab; COMT bleibt aber zur Verfügung, wodurch auch das Normetanephrin an Menge zunimmt.

Die MAO-Hemmstoffe werden in der psychiatrischen Klinik besonders bei der Behandlung vitaler Depressionen angewandt. Das Problem dieser Zusammenhänge zwischen den Stoffwechselprozessen der Monoamine einerseits und dem Einfluß der genannten (und ähnlicher) Neurotransmitter auf die Psyche andererseits wird heute in vielen Laboratorien untersucht.

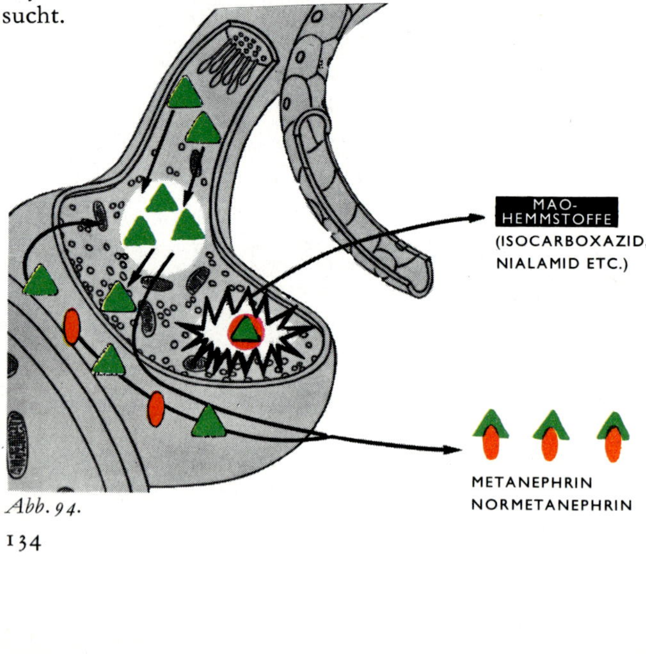

Abb. 94.

Die Wirkung des Reserpins

Die Wirkung des Reserpins auf die Speicherung und Abgabe von Catecholaminen aus den verschiedenen Depots hat sich als eine der wichtigsten Grundlagen erwiesen, um zu einem Verständnis der Angriffsweise einer Anzahl von Heilmitteln (u.a. Prenylamin), die in einer bestimmten Weise die Monoamine beeinflussen, zu gelangen. Der zentrale Effekt des Prenylamins ist mit dem Effekt des Reserpins vergleichbar.

Im Anfangsstadium des Reserpineffektes tritt eine Blockade des Catecholamin-Transports von dem cytoplasmatischen zu dem granulären Depot auf. Die Inaktivierung der Catecholamine durch MAO nimmt zu, ebenso ihre Abgabe in den Extrazellularraum. Aktionspotentiale lösen in diesem Stadium noch eine Abgabe von granulären Catecholaminen aus, weil es noch immer einen Vorrat in den Granula gibt.

Nach einiger Zeit sind die Depots in den Granula erschöpft. Daraufhin können die Aktionspotentiale keine weitere Abgabe von Noradrenalin mehr auslösen. Das postganglionäre sympathische Neuron ist dann kaum noch oder überhaupt nicht mehr imstande, seinen noradrenergischen Einfluß auf die Effektoren auszuüben.

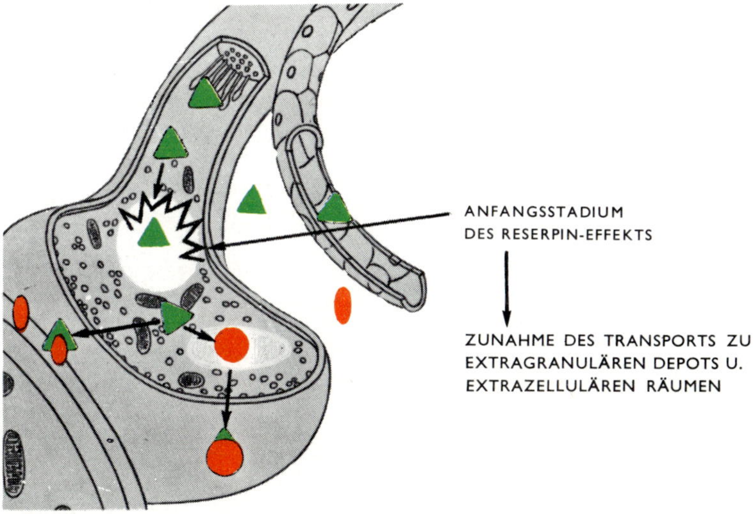

Abb. 95.

Neue Aspekte der funktionellen Organisation des autonomen Nervensystems

Mit sehr empfindlichen Fluoreszenzmethoden war man imstande, Niederschläge von Catecholaminen in histologischen Präparaten an Stellen nachzuweisen, wo dies bisher nicht vermutet und sogar zunächst für unwahrscheinlich gehalten wurde. Verschiedene Kerngebiete im Zentralnervensystem sind demnach sehr reich an Catecholaminen, aber auch im peripheren autonomen Nervensystem gab es überraschende Entdeckungen. So wurde die Existenz sympathischer postganglionärer Endigungen in peripheren *para*sympathischen Ganglien mit absoluter Sicherheit festgestellt. Die Zellkörper haben synaptischen Kontakt mit cholinergischen *und* noradrenergischen Axonen.

Das postganglionäre parasympathische Neuron steht also nicht nur unter dem Einfluß des Azetylcholin abgebenden präganglionären parasympathischen Neurons, sondern zusätzlich auch unter dem Einfluß eines Noradrenalin abgebenden postganglionären sympathischen Neurons. Dies hat für die Funktion und die integrierenden Fähigkeiten des peripheren parasympathischen Neurons wichtige Konsequenzen. Die exzitatorische Aktivität des Azetylcholins ist also nicht allein maßgebend für das synaptische Verhalten der Neurone des Ganglions, sondern es wird durch den modulierenden, speziell den hemmenden Einfluß des Noradrenalins eine neue Dimension funktioneller Möglichkeiten hinzugefügt. Die Informationsübertragung wird hier also an Stelle einer einfachen synaptischen Übertragung 1:1 in ein multidimensionales System umgewandelt, entsprechend den schon erwähnten Systemen im Rückenmark und in anderen Teilen des Zentralnervensystems. Wahrscheinlich wird demnach ein Teil der integrativen funktionellen Leistungen des autonomen Nervensystems nicht zentral, sondern peripher realisiert, wobei lokale, periphere Rückkoppelungskreise eine Regelungs-Funktion ausüben. Mangel an Catecholaminen im parasympathischen Neuron könnte zu einer parasympathischen Erregungssteigerung führen, welche der Kontrolle durch zentralnervöse Mechanismen entzogen ist.

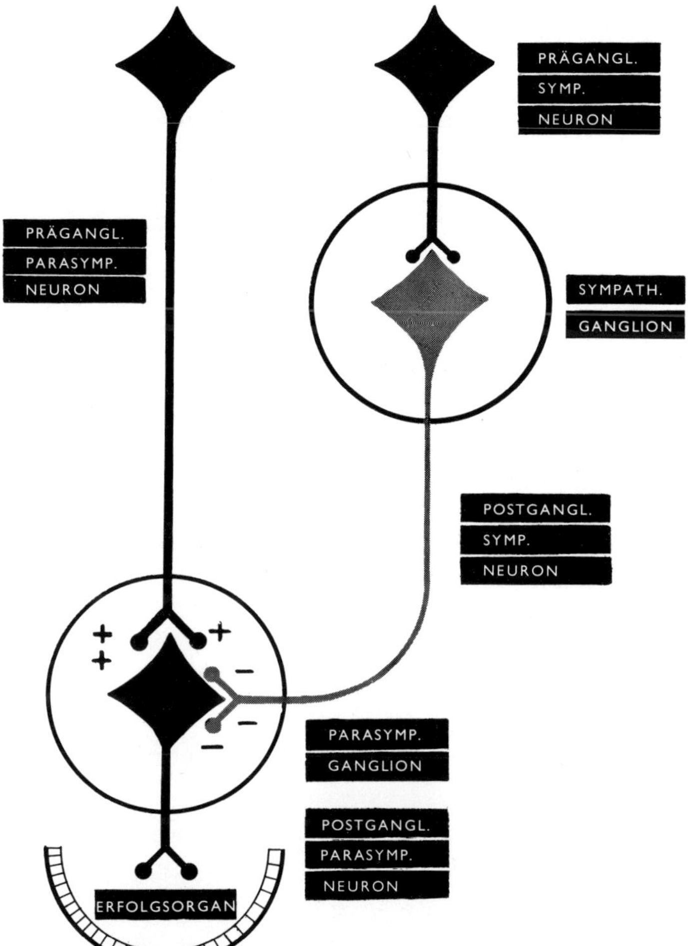

Abb. 96. Der moderne Aspekt für ein Schaltschema, aus adrenergischen und cholinergischen Neuronen aufgebaut, zur parasympathischen Innervation vegetativer Erfolgsorgane.

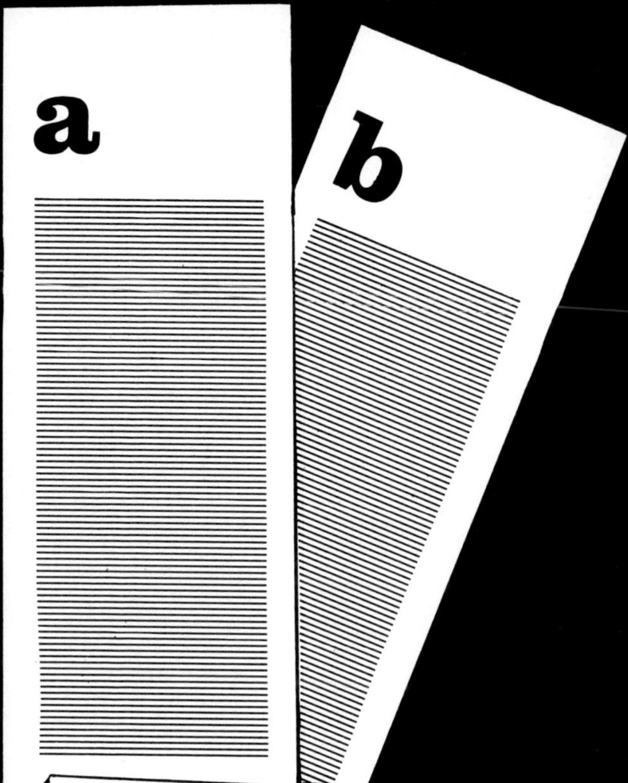

Neurophysiologische Terminologie und Literatur

Neurophysiologische Terminologie

Um das Lesen des Textes zu erleichtern, soll hier zum Schluß eine Liste von 50 Fachausdrücken der Neurophysiologie und ihrer Grenzgebiete folgen:

Acetylcholin. Chemische Substanz, die an bestimmten Nervenendigungen freigesetzt wird. Sie spielt eine wichtige Rolle als Überträgerstoff zwischen Nervenzellen und zwischen Nerven und quergestreiften Muskelfasern (in der motorischen Endplatte). Acetylcholin wird durch ein Ferment, die Cholinesterase (bzw. Acetylcholinesterase) gespalten.

Aktionspotential. Die Spannungsänderung, die im Bereich einer (fortgeleiteten) Erregung gegenüber den unerregten Teilen der Membran von Nerven- oder Muskelfasern gemessen wird.

Aktin. Die eine der beiden Arten von kontraktilen Proteinen (Eiweiß-Molekülen) in den Muskelfasern.

ADP (Adenosindiphosphat). Chemische Substanz, die bei der Muskelkontraktion eine wichtige Rolle spielt. Sie entsteht durch (hydrolytische) Abspaltung eines Phosphorsäure-Moleküls aus dem *ATP* (Adenosintriphosphat) unter Einwirkung des Ferments Adenosintransphosphatase.

Adrenalin ($C_9H_{13}NO_3$). Ein Hormon, das im Nebennierenmark gebildet wird. Außerdem zugleich ein Neurotransmitter (an zweiter Stelle neben dem Noradrenalin) bei den Endigungen der postganglionären sympathischen Nerven. Auch an den Endigungen verschiedener Gruppen von Neuronen im Zentralnervensystem als Überträgerstoff freigesetzt.

Afferent. «Heranführend»: Afferente Nerven leiten Erregungen von den Receptoren zum Zentralnervensystem.

Amine (Amino-Basen). Sie können (formal) vom Ammoniak abgeleitet werden, indem dessen Wasserstoffatome (1, 2 oder 3) durch Alkyl-Radikale (durch Kohlenwasserstoff-Gruppen) ersetzt werden.

Amplitude. Höhe: Ausschlag bei einem Meßinstrument, Größe der Auslenkung bei einer registrierten Kurve. Abstand zwischen den äußersten Punkten (Maximum und Minimum) bei einer Schwingung (Wellenbewegung), senkrecht zur Fortpflanzungsrichtung der Welle gemessen.

Antagonistisch. Einander entgegenwirkend. In der Muskelphysiologie versteht man unter antagonistischen Muskeln (oder Muskelgruppen) solche mit einander entgegengesetzt gerichteter Wirkung oder Bewegungsrichtung (die « Beuger» und « Strecker» an den Gelenken der Gliedmaßen).

ATP (Adenosintriphosphat). Eine für den Stoff- und Energiewechsel in sehr vielen Arten von Zellen außerordentlich wichtige chemische Verbindung. ATP besitzt zwei « energiereiche Phosphat-Bindungen». Der Muskel enthält die Energie für die Kontraktion direkt aus der hydrolytischen Abspaltung eines Phosphorsäure-Moleküls von dem ATP (welches zu ADP wird, s.o.). (Hydrolyse bedeutet Spaltung organischer Verbindungen unter Hinzutritt von Wasser.) Die Membran-Schichten der Nervenzellen enthalten gleichfalls ATP in hoher Konzentration.

Axon (allgemeiner auch: *Neurit*). *Langer* Fortsatz einer Nervenzelle, seiner Struktur nach stärker spezialisiert als die anderen Zellausläufer. Seine Aufgabe ist die Erregungsleitung (über längere Strecken), meist von der Nervenzelle weg gerichtet. Ein Bündel von Neuriten bildet einen (peripheren) Nerven.

Biogene Amine. Siehe Amine. Zu den « biogenen Aminen» (vgl. S. 108) gehören die als Überträgerstoffe wichtigen *Catecholamine* (Adrenalin u.a.) und *Indolamine* (Serotonin u.a.).

Cholesterin. Ein in vielen Organen vorkommendes Lipoid. *Lipoide* sind fettartige (fettlösliche) Verbindungen, die – im Unterschied zu den Neutralfetten – nicht verseifbar sind, sich aber in Alkohol und Äther lösen lassen (zumindest bei höheren Temperaturen).

Cholinergisch. Nervenfasern, die (wenn sie erregt werden) an ihren Endigungen *Acetylcholin* freisetzen, nennt man (abkürzend) cholinergisch.

Cortex. « Rinde». *Cortex cerebri:* Großhirnrinde. *Cortex cerebelli:* Kleinhirnrinde.

Dendrit. Kurzer Fortsatz einer Nervenzelle (kürzer als der Neurit). Cytologisch dem Zellkörper (Soma, Perikaryon) sehr viel ähnlicher als der Neurit. Die Erregung breitet sich meist zum Zellkörper hin aus. Eine Nervenzelle hat etwa 1 - 12 Dendriten.

Depolarisation. Bedeutet in der Neurophysiologie: *Abnahme der* (zwischen innen und außen) an der Zellmembran bestehenden *Potentialdifferenz* (Spannung), mit anderen Worten: Abnahme des negativen Potentials des Zellinneren (bzw. der Positivität außen).

Effector. Erfolgsorgan. Ein Muskel oder eine Drüse, die nach Eintreffen von Nervenimpulsen des zugehörigen *efferenten* Nerven mit einer spezifischen Tätigkeit (die zu einer Zustandsveränderung in der Umgebung führt), mit einer Reaktion, antworten.

Efferent (oder: *Zentrifugal*). Wegführend. Efferente Nerven (Nervenfasern) leiten Erregungen vom Zentralnervensystem zur Peripherie (zu Erfolgsorganen, vor allem zu Muskeln: die meisten efferenten Neuriten gehören zu Motoneuronen).

Elektroencephalogramm (EEG). Die (als Kurvenzug) registrierte bioelektrische Aktivität der Großhirnrinde. Der α-Rhythmus (8–12 Schwingungen pro Sekunde) beherrscht unter Ruhebedingungen (beim erwachsenen Menschen) das Bild. Veränderungen im *EEG* ermöglichen die Diagnose bestimmter Erkrankungen und teilweise auch die Lokalisation von (örtlich begrenzten) Schädigungen des Hirngewebes.

Enzym. Siehe *Ferment.*

EPSP, Exzitatorisches postsynaptisches Potential. Eine Gleichspannungsänderung an der postsynaptischen Membran einer Nervenzelle, im Sinne einer *lokalen Depolarisation*, ausgelöst durch einen präsynaptischen, erregenden Nervenimpuls.

Ferment (Enzym). Ein als Biokatalysator wirkender Stoff. Ein *Katalysator* bewirkt die Einstellung einer bestimmten *Reaktionsgeschwindigkeit* bei einer bestimmten chemischen Umsetzung.

Ganglion. Eine (in relativ dichter Ansammlung beieinanderliegende) größere Gruppe von Nervenzellen, außerhalb des Zentralnervensystems gelegen. (Innerhalb des Zentralnervensystems wird ein derartiges Nervenzellkollektiv «Kern» bzw. Nucleus genannt.)

Generatorpotential. Potentialänderung (meist: Depolarisation), die durch einen Reiz bei einer Receptor-Zelle ausgelöst wird. (Diese lokale Erregung wirkt als «Generator» für eine Serie von fortgeleiteten Erregungen, d.h. Nervenimpulsen der afferenten Faser.)

Glia-Zelle. Zellen im Zentralnervensystem, zwischen den Nervenzellen (und sie umgebend) gelegen. (Für den Stoffwechsel des Nervengewebes wichtig.)

Hyperpolarisation. Bedeutet in der Neurophysiologie: *Zunahme der* (zwischen innen und außen) an der Zellmembran bestehenden *Potentialdifferenz* (Spannung), mit anderen Worten: Zunahme des negativen Potentials des Zellinneren (bezw. der Positivität außen).

Inhibition. Bedeutet Hemmung, *inhibitorisch* bedeutet hemmend (z.B. auf Nervenerregungen bezogen).

Ion. Atom oder Molekül (bzw. Teil eines Moleküls), das ein *Elektron* (oder mehrere) *aufgenommen* oder *abgegeben* hat. Aus dem zuvor elektrisch neutralen Zustand ist das Teilchen auf diese Weise in den eines Trägers (negativer oder positiver) elektrischer Ladung übergegangen. (Kalium- und Natrium-Ionen sind Träger einer positiven Ladung, Chlor-Ionen Träger einer negativen.)

IPSP, Inhibitorisches postsynaptisches Potential. Eine Gleichspannungsänderung an der postsynaptischen Membran einer Nervenzelle im Sinne einer *lokalen Hyperpolarisation*, ausgelöst durch einen präsynaptischen Nervenimpuls, der in diesem Falle einen *hemmenden* Einfluß auf die Zelle ausübt (im Gegensatz zu der Auslösung eines EPSP).

Membran. Die Schichtenstruktur an der Außenfläche aller pflanzlichen und tierischen Zellen, die das Cytoplasma (das dünnflüssige Zellinnere) umhüllt. Die biologischen Membranen sind selektiv permeabel (für bestimmte Stoffe durchlässig, für andere nicht), sie spielen eine sehr wichtige Rolle beim Zellstoffwechsel und beim Mechanismus der Erregung.

Mitochondrien. Längliche oder runde Körperchen, die im Cytoplasma aller Zellen zu finden sind (mit Ausnahme nur der Bakterien). Sie enthalten praktisch alle Fermentsysteme für die Zellatmung (für die biologische Oxydation), sie stellen deshalb die Zentralen der Energieversorgung für die ganze Zelle dar.

Motorische Vorderhornzellen. Nervenzellen im Vorderhorn der grauen Substanz des Rückenmarks. Die Neuriten (Axone) dieser Zellen ziehen zu den quergestreiften Muskeln (des Bewegungsapparates); sie besorgen also die motorische Innervation der gesamten Skeletmuskulatur.

Myelin. Die Substanz, aus der die Markscheiden der Axone bestehen, aus Protein-(Eiweiß-) und Lipoid-Schichten zusammengesetzt (s.S. 20 und Abb. 6).

Myosin. Die eine der beiden Arten von kontraktilen Proteinen (Eiweiß-Molekülen) in den Muskelfasern.

Nervenimpuls. Die fortgeleitete Erregung (Nervenaktionspotential). Mit diesen Signalen leiten die (afferenten und efferenten) Neuriten die Information (zentripetal oder zentrifugal). Unter der Erregung bricht die Potentialdifferenz, die im Ruhezustand zwischen innen und außen an der Membran besteht, plötzlich zusammen (und kehrt sich vorübergehend um, so daß die zuvor positive Außenseite negativ wird). Ursache der Potentialänderung ist der Kalium-Natrium-Austausch.

Neuron. Eine Nervenzelle mit allen ihren Fortsätzen (Neuriten und Dendriten). Das Neuron ist die *morphologische* und *funktionelle Einheit* des Nervensystems. Die Zahl der Neurone, als die der Schalteinheiten, bestimmt die funktionelle Leistungsfähigkeit des Nervensystems.

Neurotransmitter. Überträgerstoff. Diese Stoffe bewirken die Erregungsübertragung (bzw. Übertragung einer Hemmungswirkung) in einer Synapse, d.h. von einer Nervenzelle auf die andere (bzw. auf ein Erfolgsorgan).

Noradrenalin. ($C_8H_{11}NO_3$ – im Gegensatz zum Adrenalin ist die Aminogruppe *nicht* mit einer Methylgruppe, an Stelle eines H-Atoms, besetzt.) Ein Hormon, das im Nebennierenmark gebildet wird (aber in viel geringerer Menge als Adrenalin). Wichtiger als Neurotransmitter (an erster Stelle, vor dem Adrenalin) bei den Endigungen der postganglionären sympathischen Nerven. Es wird auch an den Endigungen verschiedener Gruppen von Neuronen im Zentralnervensystem als Überträgerstoff freigesetzt.

Nukleinsäuren. Moleküle, ohne die es keine lebende Substanz gibt. Es handelt sich um sehr große Kettenmoleküle, in sehr regelmäßiger Anordnung aus drei Bauelementen zusammengesetzt: einem Zucker mit 5 Kohlenstoffatomen (entweder Ribose oder Desoxyribose), einer Purin- oder Pyrimidin-Base und Phosphorsäure. Diese Nukleotide, in außerordentlich langen Ketten, sind mit Proteinen (Eiweiß) verbunden. Je nach der Art des beteiligten Zuckers unterscheidet man *Desoxyribonukleinsäuren (DNS)*, im Zellkern, und *Ribonukleinsäuren (RNS)*, im Cytoplasma, aber auch im Kern. *DNS* ist in den Chromosomen des Zellkerns Träger der Erbanlagen, *RNS* überträgt die genetische Information für die Protein-Synthese.

Organellen. Zellbestandteile (Mitochondrien, Granula usw.) mit (relativ) selbständiger, spezifischer Funktion.

Permeabilität. Die Durchlässigkeit der Zellmembran für bestimmte Stoffe. Die Membran läßt im wesentlichen nur Stoffe passieren, die für die Zellfunktionen benötigt werden.

Postganglionär. Im autonomen (vegetativen) Nervensystem werden die efferenten Nerven außerhalb des Zentralnervensystems ein oder mehrmals umgeschaltet. Nach synaptischer Umschaltung in einem peripheren Ganglion werden diese Nervenfasern postganglionäre genannt (sie innervieren das betreffende Erfolgsorgan).

Präganglionär. Im vegetativen Nervensystem erfolgt eine synaptische Umschaltung der efferenten Nerven in peripheren Ganglien. Die Zellen und Fasern, die zentralwärts *vor* dieser Schaltstelle liegen, werden präganglionäre genannt.

Receptor. Eine Nervenendigung oder eine Zelle, die durch *Transformation* spezieller Arten von *Reizen* in *Erregung* (lokale und fortgeleitete) *Information* aus der Außenwelt (oder aus dem Körperinneren) *aufnimmt*, die über afferente Nerven dann dem Zentralnervensystem zugeleitet wird.

Refraktärzeit. Die *absolute* Refraktärphase folgt unmittelbar auf die Reizung einer Nervenzelle. In ihr kann kein zweiter Reiz, wie groß die Reizstärke auch sein mag, eine zweite Erregung der Nervenzelle auslösen (es tritt *kein* zweites Aktionspotential auf). In der – zeitlich anschließenden – *relativen* Refraktärperiode hängt der Erfolg einer zweiten Reizung von der Reizstärke ab (bei sehr starkem zweitem Reiz wird ein zweites Aktionspotential ausgelöst).

Regelkreis (Servomechanismus). Eine Einrichtung, die in der Technik (Thermostat) oder im lebenden Organismus (Regelung der Bluttemperatur) eine bestimmte Meßgröße (z.B. die Temperatur) laufend mißt und an Hand der Messung dieses « Istwertes», der mit einem vorgegebenen « Sollwert» verglichen wird, die zu regelnde Größe auf konstantem Niveau (im Sollwert-Bereich) hält, auch dann, wenn Störungen von außen einwirken (Hitze, Kälte). Hierfür ist ein *Informationsfluß im geschlossenen Kreis* erforderlich, mit « *Vorzeichen-Umkehr*» zwischen *Eingang* (Meßglied) und *Ausgang* (Stellglied, im Beispiel: Heizkörper bzw. Stoffwechselsteigerung in Organen): Sinkt die Temperatur im Meßbereich, muß verstärkt geheizt werden; steigt sie, muß die Heizung reduziert bzw. gekühlt werden (z.B. Schweiß-Sekretion). Dieses Prinzip entspricht einer *negativen Rückkoppelung* (da die Änderung am Ausgang wieder auf den Eingang des Systems zurückwirkt). *Fehlt* die Vorzeichen-Umkehr (*positive* Rückkoppelung), so liegt nicht ein Regler, sondern ein *Verstärker*-Schaltkreis vor (beide Möglichkeiten sind im Organismus realisiert). (D. TRINCKER).

Ribonukleinsäuren. Siehe *Nukleinsäuren.*

Rückkoppelung. Siehe *Regelkreis.*

Synapse. Stelle der Erregungsübertragung (oder Übertragung einer Hemmungswirkung) von einer Nervenzelle auf eine andere.

Transmitter. Überträgerstoff. Siehe *Neurotransmitter.*

Literatur

An Stelle einer endlos langen Liste der einschlägigen Literatur soll hier eine Auswahl der wichtigsten, in Buchform erschienenen Veröffentlichungen der letzten zehn Jahre angeboten werden. Diese Bücher geben eine Übersicht über alle wichtigen Teilgebiete der Neurobiologie:

BOYD, I. A., EYZAGUIRRE, C., MATTHEWS, P. B. C., u. RUSHWORTH, G.: The role of the gamma system in movement and posture. Ass. for the aid of crippled children, 1964.

BRAZIER, M. A. B. (Herausg.): Brain function. Cortical excitability and steady potentials; Relations of basic research to space biology. University of California Press, Berkeley 1964.

BULLOCK, T. H., u. HORRIDGE, G. A.: Structure and function in the nervous system of invertebrates. 2 Bd. Freeman, San Fransico 1965.

CAMPBELL, H. J.: Correlative physiology of the nervous system. Academic Press, London 1965.

COHEN, M. M., u. SNIDER, R. S. (Herausg.): Morphological and biochemical correlates of neural activity. Harper & Row, New York 1964.

DAVISON, A. N., u. DOBBING, J. (Herausg.): Applied Neurochemistry. Blackwell Scientific Publ., Oxford 1968.

ECCLES, J. C.: The physiology of synapses. Springer, Berlin 1964.

ELLIOT, K. A. C., PAGE, I. H., u. QUASTEL, J. M. (Heraug.): Neurochemistry. Thomas, Springfield, Illin., (2) 1965.

FISCHEL, W.: Grundzüge des Zentralnervensystems des Menschen. Gustav Fischer, Jena (3) 1972.

FRANK, H. (Herausg.): Kybernetik – Brücke zwischen den Wissenschaften. Umschau, Frankfurt a. M. (7) 1970.

GLEES, P.: Das menschliche Gehirn. Hippokrates Verl., Stuttgart (2) 1971.

GRANIT, R. (Herausg.): Muscular afferents and motor control. Wiley & Sons, New York 1966.

HASSLER, R., u. STEPHAN, H. (Herausg.): Evolution of the forebrain. Thieme, Stuttgart 1966.

HENSEL, H.: Allgemeine Sinnesphysiologie. Springer, Berlin 1966.

HODGKIN, A.L.: The conduction of the nervous impulse. University Press, Liverpool 1964.

HUBBARD, J.I., LLIÁS, R., u. QUASTEL, D.M.J.: Electrophysiological analysis of synaptic transmission. Edward Arnold Publ., London 1969.

HYDEN, H. (Herausg.): The Neuron. Elsevier Publ. Comp., Amsterdam 1967.

JUNG, R., u. KORNHUBER, H. (Herausg.): Neurophysiologie und Psychophysik des visuellen Systems. Springer, Berlin 1962.

KATZ, B.: Nerve, muscle and synapse. McGraw-Hill Book Comp., New York 1966. (Deutsche Übers.: Nerv, Muskel und Synapse. Thieme, Stuttgart 1971).

KOELLE, G.B., DOUGLAS, W.W., u. CARLSSON, A. (Herausg.): Pharmacology of cholinergic and adrenergic transmission. Pergamon Press, London 1965.

KROEBEL, W. (Herausg.): Fortschritte der Kybernetik. R. Oldenbourg, München 1967.

LOEWENSTEIN, W.R. (Herausg.): Principles of receptor physiology. (Handbook of Sensory Physiology, Vol. I.) Springer, Berlin 1971.

NAUTA, W. J. H., u. EBBESSON, S.O.E. (Herausg.): Contemporary Research methods in neuroanatomy. Springer, Berlin 1970.

OCHS, S.: Elements of neurophysiology. Wiley & Sons, New York 1965.

QUASTEL, J.H., u. QUASTEL, D.M.J.: The chemistry of brain metabolism in health and disease. Thomas, Springfield, Illin., 1961.

RIKLAN, M., u. LEVITA, E.: Subcortical correlates of human behavior. Williams & Wilkins, Baltimore 1969.

ROOT, W.S., u. HOFMANN, F.G. (Herausg.): Physiological Pharmacology. Vol. I-IV. Central nervous system drugs. Autonomic nervous system drugs. Academic Press, New York 1963-1967.

RUCH, T.C., PATTON, H.D., WOODBURY, J.W., u. TOWE, A.L.: Neurophysiology. Saunders, Philadelphia (2) 1968.

SCHADÉ, J. P.: The peripheral nervous system. Elsevier Publ. Comp., Amsterdam 1966.

SCHADÉ, J. P. u. FORD, D. H.: Basic neurology. Elsevier Publ. Comp., Amsterdam (2) 1972.

SCHMITT, F.O. (Herausg.): Macromolecular specifity and biological memory. M.I.T. Press, Cambridge, Mass., 1962.

SHEER, D. E. (Herausg.): Electrical stimulation of the brain. University of Texas Press, Houston 1961.

SMYTHIES, J.R.: Brain mechanisms and behaviour. Blackwell Scientific Publ., Oxford (2) 1970.

STEEGMANN, A.T.: Examination of the nervous system. Year Book Medical Publ., Chicago (3) 1970.

STEINBUCH, K.: Automat und Mensch. Springer, Berlin (3) 1965.

STEVENS, C.F.: Neurophysiology: A primer. Wiley & Sons, New York 1965.

Symposia of the Society for Experimental Biology. XVI: Biological receptor mechanisms. Cambridge University Press, Cambridge 1962.

TRINCKER, D.: Aufnahme, Speicherung und Verarbeitung von Information durch den Menschen. Ferdinand Hirt, Kiel 1966.

VOSS, H., u. HERRLINGER, R.: Taschenbuch der Anatomie. Bd. III: Nervensystem, Sinnessystem. Gustav Fischer, Stuttgart (13) 1971.

WANDREY, D., u. LEUTNER, V.: Neuro-Psychopharmaka. F. K. Schattauer, Stuttgart (2) 1967.

WHITFIELD, I. C.: Manual of experimental electrophysiology. Pergamon Press, Oxford 1964.

WOOLDRIDGE, D. E.: The machinery of the brain. McGraw-Hill, New York 1963.

WYBURN, G. M.: The nervous system. Academic Press, London 1960.

WYKE, B.: Principles of general neurology. Elsevier Publ. Comp., Amsterdam 1969.

YOUNG, J. Z.: A model of the brain. Oxford University Press, London 1964.

ZACKS, S. I.: The motor endplate. Saunders, Philadelphia 1964.

Sachregister

N

O

P

Q

R

S

T

U